健康医疗大数据时代的泛化同意
——道德基础、问题及对策建议

Broad Consent in the Biomedical Big Data Era:
Challenges, Countermeasures, and Suggestions

李晓洁　著

中国社会科学出版社

图书在版编目（CIP）数据

健康医疗大数据时代的泛化同意：道德基础、问题及对策建议 / 李晓洁著. -- 北京：中国社会科学出版社，2024.2.
（中国社会科学博士后文库）
ISBN 978 - 7 - 5227 - 3131 - 5

Ⅰ.①健…　Ⅱ.①李…　Ⅲ.①医学 - 数据处理　Ⅳ.①R319

中国国家版本馆 CIP 数据核字（2024）第 040718 号

出 版 人	赵剑英
责任编辑	王莎莎
责任校对	张爱华
责任印制	李寡寡

出　　　版	中国社会科学出版社
社　　　址	北京鼓楼西大街甲 158 号
邮　　　编	100720
网　　　址	http：//www.csspw.cn
发 行 部	010 - 84083685
门 市 部	010 - 84029450
经　　　销	新华书店及其他书店

印　　　刷	北京君升印刷有限公司
装　　　订	廊坊市广阳区广增装订厂
版　　　次	2024 年 2 月第 1 版
印　　　次	2024 年 2 月第 1 次印刷

开　　　本	710×1000　1/16
印　　　张	14
字　　　数	239 千字
定　　　价	78.00 元

凡购买中国社会科学出版社图书，如有质量问题请与本社营销中心联系调换
电话：010 - 84083683

第十批《中国社会科学博士后文库》《编委会及编辑部成员名单》

（一）编委会

主 任：赵 芮

副主任：柯文俊　胡 滨　沈水生

秘书长：王 霄

成 员（按姓氏笔画排序）：

卜宪群	丁国旗	王立胜	王利民	史 丹
冯仲平	邢广程	刘 健	刘玉宏	孙壮志
李正华	李向阳	李雪松	李新烽	杨世伟
杨伯江	杨艳秋	何德旭	辛向阳	张 翼
张永生	张宇燕	张伯江	张政文	张冠梓
张晓晶	陈光金	陈星灿	金民卿	郑筱筠
赵天晓	赵剑英	胡正荣	都 阳	莫纪宏
柴 瑜	倪 峰	程 巍	樊建新	冀祥德
魏后凯				

（二）编辑部

主 任：李洪雷

副主任：赫 更　葛吉艳　王若阳

成 员（按姓氏笔画排序）：

杨 振	宋 娜	赵 悦	胡 奇	侯聪睿
姚冬梅	贾 佳	柴 颖	梅 玫	焦永明
黎 元				

《中国社会科学博士后文库》
出版说明

为繁荣发展中国哲学社会科学博士后事业，2012 年，中国社会科学院和全国博士后管理委员会共同设立《中国社会科学博士后文库》（以下简称《文库》），旨在集中推出选题立意高、成果质量好、真正反映当前我国哲学社会科学领域博士后研究最高水准的创新成果。

《文库》坚持创新导向，每年面向全国征集和评选代表哲学社会科学领域博士后最高学术水平的学术著作。凡入选《文库》成果，由中国社会科学院和全国博士后管理委员会全额资助出版；入选者同时获得全国博士后管理委员会颁发的"优秀博士后学术成果"证书。

作为高端学术平台，《文库》将坚持发挥优秀博士后科研成果和优秀博士后人才的引领示范作用，鼓励和支持广大博士后推出更多精品力作。

《中国社会科学博士后文库》编委会

摘　要

　　特定同意（即每项新研究开始前获得所有参与者的同意，并且同意仅涵盖所授予特定范围内的研究）是国际和各国生物医学研究伦理指导原则的基础，特定同意可以让参与者充分理解参与研究相关的风险和受益。然而，健康医疗大数据时代研究的特殊性（特别是队列的规模和新研究的频率）对特定同意模式产生挑战。宽泛同意通常被认为是特定同意的一种替代，应用于对可识别个人信息和可识别样本的存储、保存和研究的二次使用中。本研究旨在探讨宽泛同意的道德基础、问题以及中国文化语境中的政策建议，围绕以下三个问题展开：（1）宽泛同意模式是否能得到伦理辩护，在宽泛同意中参与者真正"自主"了吗？（2）如何建构宽泛同意，参与者如何与研究者磋商与决策？（3）如何确立宽泛同意实践中的信任，尤其是中国文化语境下宽泛同意的对策建议。

　　本书的研究工作包括：（1）从参与者视角，探讨健康医疗大数据时代自主性原则面临的危机，并诉诸行善原则，探讨对行善道德共同体的理解；（2）探讨宽泛同意的"风险—受益"分析模式以及公正原则的维护，并提出构建宽泛同意下的集体式公民社会的构想；（3）从实证角度分析和论证如何建立基于宽泛同意的共同体及信任模式；（4）基于中国文化语境，尤其是重视美德和集体意识的价值取向，提出宽泛同意交流与决策模式的建议；（5）通过论证知情同意的内核就是参与者赋权的观点，引入生命公民的概念，并分析在健康医疗大数据时代构建生命公民的意义。

　　研究发现：（1）宽泛同意本身并不违背知情同意原则，而是参与者出于对"共同善"的信任下的部分自主权让渡。（2）宽泛同意可以看作是公民践行"行善"原则的方式，也是增加信任的一种工具性手段，如果没有宽泛同意过程，可能会颠覆公民"自愿"参与样本库的精神气质。而通过这一过程，公民和样本库就样本如何使用初步达成了一致，公民授予数据库"样本"的使用权，数据库按照契约为推进"共同利益"而努力。但由于公民而非数据库将承担因为数据泄露带来的风险，所以公民有随时撕毁契约、退出的权利。（3）参与者作为宽泛同意的主体，应当"积极"和"主动"的参与到大数据研究中。这种"参与"不仅指捐赠样本和数据，更指代参与者积极推动生物医学的研究方向，与科学家共同"形塑"大数据研究，实现个体利益和共同利益的统一。

2021年《个人信息保护法》生效后，要求个人信息的处理必须与研究目的直接相关，即几乎所有情况都需要特定同意的严格要求，使得宽泛同意在《个保法》上几乎没有合法空间。本书建议，应借鉴域外成熟的立法经验，在科学研究领域，可以允许研究者的具体同意明显不可行的情形采取宽泛同意方式。本研究倡导中国文化语境中公民在做参与决定时，需要公民的自治与秉承行善原则的家长主义间的平衡。一方面通过知情同意揭示信息，赋予公民自治的权利，帮助公民理解、比较和决定；另一方面在公民由于身体和心理等因素无法作出恰当决断时，采集者适当干预，替代拟定最佳方案，帮助参与者更好的知情和决定。倡导采取家族同意的模式，"家族"是以共同的遗传性为基础构成的社群，是具有凝聚力的群体。家族成员构成参与者团体，可以提高知情同意的质量和积极参与研究的意愿，以避免家族成员因被动纳入生物样本数据库而受到伤害。

关键词：健康医疗大数据；知情同意；宽泛同意；生命公民

Abstract

Specific consent (that is, consent obtained from all participants prior to the initiation of each new study and that consent only covers research within the specific scope granted) was the basis for international and national ethical guidelines for biomedical research, and specific consent can provide participants with a full understanding of the risks and benefits associated with participating in the study. However, the specificity of research in the big data era(especially the size of the cohort and the frequency of new studies) creates challenges for specific consent models. Broad consent is generally considered an alternative to informed consent and applies to secondary uses for the storage, preservation, and research of identifiable personal information and other samples. The purpose of this study is to explore the moral basis, problems and policy recommendations of broad consent in the context of Chinese culture, focusing on the following three questions: (1) Whether the broad consent model can be ethically justified, in which the participants are truly "autonomous"? (2) How to construct broad consent, and how do participants negotiate and make decisions with researchers? (3) How to establish trust in broad consent practice, especially the countermeasures and suggestions for broad consent in the context of Chinese culture.

The research work of this paper includes: (1) from the perspective of participants, to explore the crisis facing the principle of autonomy in the era of big data, and to appeal to the principle of doing good, to explore the understanding of the moral community of doing good;

（2）to explore the "broad consent" risk-benefit" analysis model and the maintenance of the principle of justice, and put forward the concept of building a collective society under broad consent; （3）analyze and demonstrate from an empirical point of view how to establish a community and trust model based on broad consent; （4）based on the Chinese cultural context, especially the value orientation of virtue and collective consciousness, put forward suggestions on a broad consent communication and decision-making model; （5）By demonstrating that the core of informed consent is the perspective of participant empowerment, the concept of bio – citizenship is introduced, and analyze the meaning of building bio citizens in the era of biomedical big data.

The study found: （1）Broad consent itself does not violate the principle of informed consent, but part of the autonomy of the participants out of trust in the "common good". （2）Broad consent can be seen as a way for citizens to practice the principle of "doing good" and an instrumental means to increase trust. If there is no broad consent process, it may subvert the ethos of citizens "voluntary" participation in the biobank. Through this process, citizens and the biobank initially reached an agreement on how to use the samples, citizens granted the right to use the biobank "samples", and the biobank worked hard to advance "common interests" in accordance with the contract. However, since citizens, not the biobank, will bear the risks caused by data leakage, citizens have the right to tear up the contract and withdraw at any time. （3）Participants, as subjects of broad consent, should "actively" participate in big data research. This "participation" not only refers to donating samples and data, but also refers to participants actively promoting the direction of biomedical research, "shaping" big data with scientists, and realizing the unity of individual interests and common interests.

After the Personal Information Protection Law（PIPL）came into effect in 2021, it is required that the processing of personal information must be directly related to the purpose of research, that is, the strict requirement of specific consent is required in almost all cases, so that there is almost no legal space for broad consent in the PIPL. This book suggests that the mature legislative experience outside the territory should be used for reference, and in the field of scientific research, a broad consent model can be allowed when the specific consent of the researcher is obviously infeasible. (3) This study advocates a balance between citizens autonomy and paternalism adhering to the principle of doing good when citizens make participation decisions in the Chinese cultural context. On the one hand, revealing information through informed consent gives citizens the right to self-government, helping citizens to understand, compare and make decisions; on the other hand, when citizens are unable to make appropriate decisions due to physical and psychological factors, the collectors intervene appropriately to replace the best plan. Help participants be better informed and make decisions. Advocate for a model of family consent. "Family" is a community based on common heredity and is a cohesive group. Family members constitute participant groups, which can improve the quality of informed consent and the willingness to actively participate in research, so as to avoid family members being harmed by passive inclusion in biobank.

Key words: biomedical big data; informed consent; broad consent; biocitizen

目　录

Contents

引言：健康医疗大数据时代的
新知情同意

　　健康医疗大数据的发展对医疗卫生和健康领域具有变革性意义，除了蕴含其中的巨大科学价值和培育新的业态与经济增长点外，还为重塑和定位人类自身生命价值提供了潜在的可能性。人与技术相伴而生，虽然人是技术的创造者，但人却需要臣服技术的逻辑。伴随基因技术的发展，人体成为信息的来源，公民的健康数据成为一种资本，可以创造新的社会效益，"人"被大数据构建成"数字人"，"数字人"具有研究价值和经济价值。"人体"不仅是物质实体，而且也是信息实体，普勒格将之称为"人体的信息化"，指人体被视为信息实体的过程（Ploeg，2005）。然而，正如美国学者考德·戴维斯（Kord Davis）所说，科学发展带来巨大机遇，也带来挑战（Davis，2012）。人们对大数据时代的顾虑已经初见端倪，大数据不仅是一种工具，更代表了一种工程学的思维模式——一切皆可通过数据来衡量。大数据发展带来的辉煌前景让人们沉醉，但人的尊严、人性、权利在大数据时代却遭受着前所未有的冲击。正如知情同意制度，作为在生物医学研究、临床治疗中维护主体尊严的高墙，在大数据时代的浪潮下，面临着新危机。

一　健康医疗大数据时代的知情同意"难"

　　自1946年《纽伦堡法典》之后，知情同意原则逐渐成为世界医学界公认的保护患者和试验参与者权利的伦理道德。知情同意原则是指在涉及人体的医学治疗和研究活动中，提供相关的知识和信息保护患者和受试者，使患者和受试者了解自己在治疗与试验过程中的权利，帮助他们做出知情同意选择。《纽伦堡法典》提出了知情同意概念之后，1964年的《赫尔辛基宣言》又对知情同意权的履行进行了更加详细的规定和阐述。经过六十余年的发展，知情同意原则已经成为医学伦理的核心原则，国内外也有相应的法律法规对公民的知情同意权作保护。可以说，在大数据时代来临以前，知情同意制度已经发展成熟。

维克托·迈尔·舍恩伯格曾在《大数据时代》指出，大数据的信息风暴是一场工作、生活和思维的大变革，在思维变革、商业变革和管理变革的影响下，一个新的时代正在开启（舍恩伯格，2012）。在大数据时代，医学研究的方法与数据储存的方式发生了翻天覆地的变化。大数据时代对患者或试验受试者最大的威胁并不是身体完整性，而是在未取得同意授权的情况下，侵犯参与者隐私，造成伦理失衡。医学的发展离不开大数据的共享，但这也对知情同意模式提出了挑战。比如，小数据时代，患者的医疗记录会通过纸版材料保存，而在大数据时代，智能设备将一切信息以数据的形式记录下来，并且通过网络快速传输并可能存储在云端，留下永久的数据足迹，具有易传播、易存储的特性；在小数据时代，研究者通过组织试验，收集参与者的数据，从而对数据进行研究。而在大数据时代，研究者可以直接通过数据库检索现成的数据进行研究。

高通量的研究思路和相关数据生产方式的飞跃是大数据产生的主要因素，随着公民健康信息、基因信息、医疗信息的存档、完善以及共享模式的建立，人们对于数据的海量挖掘和大量运用，也产生如信息滥用、医疗记录泄露等各类风险，给隐私权、知情同意权等固有的法律道德概念和价值图式带来挑战。知情同意的践行面临以下挑战：（1）可信赖性：在开放的数据库网络内，难以确保数据使用者研究的性质与目的；（2）难以管制的扩散：数据通过数据库系统或互联网迅速扩散，并且留下数据足迹，很难消除甚至更改；（3）隐私威胁：通过数据技术可以组合起来建立一个人的详细的、合成的轮廓，打破了受试者身份记录保密原则①；（4）责任人不清：相较于传统的医生对患者或试验参与者直接负责，在大数据时代由于现行数据管理系统可能会出现责任人不清的情况。

在越来越多数据驱动的场景中，呈现出愈加丰富的道德难题，其实质

---

① 知情同意原则在保密方面的要求有以下几个方面，（1）受试者有权利知晓试验记录和治疗记录在什么范围、何种程度上保密；（2）伦理学委员会（institutional review board，IRB）、试验赞助人是否会查看试验记录；（3）如果查看，受试者的名字是否透露给 IRB 或其他第三方；（4）知情同意书应明确表明，参加试验后，受试者的记录是否自动成为研究资料库的一部分。

是知情同意制度在新技术背景下面临的考验。从技术与社会互构与形塑的角度看，大数据时代的冲击将带来关于如何定义自主决定权的社会协商问题——以此动态地界定健康医疗大数据时代的知情同意权。面对大数据技术带来的知情同意"难"，只能在实践和体验中，构建与之相应的伦理对策，与此同时，还需要有强有力的法律工具来保护数据主体的信息隐私权、数据所有权等。在新的知情同意制度形成过程中，各种数据保护规范也应与时俱进。

二　聚焦生物医学研究中的知情同意问题

从《纽伦堡法典》开始，到《赫尔辛基宣言》《贝尔蒙特报告》，知情同意原则不仅被程序化，而且也对道德异乡人（Moral Strangers）——即隶属于不同道德共同体的成员——具有约束力。按照这一趋势，知情同意可以看作西方权利解放运动下人们确立的一种权利观和正义观，这一原则表达的是对理性人的尊重，而不是某一特定文化共同体或意识形态的表达。

这一日趋标准的、达成共识的道德原则，却在健康医疗大数据时代面临困境：依照知情同意原则，人们自主决定是否，如何以及经由谁来处理他们的信息，知情同意权在患者手中，这也是医学伦理规范的核心原则。在生物医学研究中，数据的价值很大一部分体现在二级用途上：数据挖掘指通过应用自动化技术从数据库中分析提取原来未知的、隐藏信息。大数据技术兴起，利用数据挖掘技术对人类数据足迹进行挖掘，可以把握人类思想、言语和行为规律，大数据的应用还在于可以进行准确的预测。数据挖掘的核心是自动地发现新数据和数据的新规律。而收集数据时，未必知道将来数据会被谁利用。在很多情况下，数据挖掘无须取得个人的明确同意，就可以对个人数据进行二次利用。这种二次利用也默认了参与者的二次同意。

以往数据采集都是由人工进行，被采集人一般会被告知，进入大数据时代，数据都由智能设备自动采集，而且被采集对象往往不知情。主体想在大数据时代维护自主性，只能去主动维护收集和使用个人数据的权利。就此而言，传统的受试者或患者被动地等待研究者或医生传达治疗措施或研究相关信息知情同意失去了作用，因为医生或研究者也无法确保能让患者完整知情，甚至医生或研究者对于数据未来的走向也无法预测和知情。这样主体如果想确保知情权的实现，只能去主动争取。但这只是一种设想，在数据挖掘中，主体逐一授权数据使用显然是不现实的。即使是在主体授权下使用个人数据的组织，有时也不能保证应用中语境的完整性，很多数据在收集的时候并无意用作其他用途，但最终却产生了很多创新的用途。数据库无法就未来尚不明确的某种数据挖掘征得个人同意，并且在二次挖掘中向上亿的数据原初产生者逐一征求同意是不具备现实操作性的，组织往往自行决定是否挖掘，所以在这个过程中主体便不知不觉失去了控制自身数据的权利。

传统意义上的知情同意主要存在于医生—患者，人体试验参与者—医生之间，通过知情同意书的方式，授权明晰。患者和研究参与者通过知情同意表单作出书面知情同意，在知情同意过程中，他们的个人自治至少表现为：（1）有能力选择；（2）不受曾经给出的承诺的限制；（3）没有强迫、诱惑或欺诈。而且，这些个人自治特质仅适用于患者本人。其中"不受曾经给出的承诺的限制"，决定了患者有权随时否决曾经给出的医疗授权，有权随时撤销自己已签署姓名的同意表单，并且表单的签署意味着患者在医疗决定过程中的角色已终结。人们采集的数据都是一数一用，采集时通过模糊和隐匿，可以防止在数据使用或再使用中隐私被泄露的问题。此外，数据与数据之间相对来说比较难建立起联系。但在大数据时代，各种数据被永久性保存，可以反复性、永久性使用。从单个数据来说，经过模糊化或匿名化，隐私信息可以被屏蔽，但将各种信息汇聚在一起而形成的大数据，可以将各种信息片段进行交叉、重组、关联等操作，这样将可能原来模糊和匿名的信息重新挖掘出来。所以对大数据技术来说，特定同意方式基本失效。只要有足够多的数据，数据挖掘技术就可以挖掘到任何想要的信息。

认识到我们对于现有知情同意原则下的制度体系可能面临的困境，也意味着一种标准的、亘古不变知情同意模式的失败。在追求科学研究自由和尊重人们作为自由的和负责的道德主体之间，存在着根本的冲突。在健康医疗大数据时代的崭新格局下，有些人将知情同意制度看作是阻碍人类文明进步的过时落后政策，主张数据买卖，让更多科学家共享、利用数据，让数据在市场上自由的、无障碍地流动。每个人都有对于大数据时代生物医学研究中适宜的知情同意制度的看法，而由于人们对知情同意原则

"普适性"的期望，这种困境也是难以接受的。

三　如何在生物医学的高歌猛进中维护知情同意原则

大数据以其数据产量大，种类多，更新速度快著称，公众收集和利用信息的能力在未来也会突飞猛进。霍夫曼在《公众获取医疗大数据》一文中提出"DIY 科学"的概念（Hoffman，2009）。DIY 科学是一种国际性运动，将科学技术超越传统科学共同体和研究机构，传播到基层群众。广泛传播的、可获取的、高质量的、低成本或者零成本数据使专家学者、具有天分并且志在投身科研的学生或"民间科学家"有机会创造 DIY 科学，为科学发展添砖加瓦，解答一些重要的科学难题。大数据让他们可以不用秉承花费时间、金钱和精力招募患者，做初步的数据收集的"老传统"，迈入"站在巨人肩膀上"的新时代。开放的数据系统还可以让企业产生工具协助患者，尽管对于患者来说，掌握深奥负责的医学知识很困难，但是有了搜索系统的帮助，他们可以对疾病的症状以及处理方法，对可以治疗的医院以及价格等信息有所了解。然而，这种 DIY 科学也必将引发诸如隐私侵犯、伪科学等复杂的问题。目前对 DIY 科学尚没有完善的约束机制，参与者的数据很有可能在不知情的情况下被纳入数据库中，一些人可能会利用数据库资源侵犯参与者权益，这就造成了医学研究发展与知情同意间的矛盾。

科学理性的本质是工具理性，即对给定目标最经济、最有效率的手段和设计。能否实现高效率是衡量工具理性的标尺。美国新生儿出生之后其血液储存都会被用以疾病筛查的研究，但是在进行血液储存的时候，医院没有向新生儿的父母征求知情同意，理由如下：第一，为每份样品寻求同意不仅花费颇高，而且不切实际。例如，当加州研究人员为测试一项针对 40 万名新生儿血滴的先进技术寻求知情同意时，医院工作人员由于无法联系到近一半符合条件的家庭，妨碍了研究的开展。第二，影响研究进展。美国医学遗传学与基因组学学会执行理事 Michael Watson 表示，由于人类研究保护办公室正在起草如何保护新生儿权益法律的指导原则，导致一项开发能检测杜兴氏肌肉营养不良症的初步研究"被极大地放缓"（宗华，2015）。

知情同意模式基于医生与患者之间的紧密信任关系。在大数据时代，这种以医生直接对患者服务的关系被打破，以患者为中心，医学数据库、医疗服务机构、网络运营商、医疗设备厂商等都参与到对患者的服务中来。以移动医疗的兴起为例，医疗机构平台化，患者通过物理载体获取服务，数据在掌上，诊疗在云端。医生利用各种可穿戴设备，通过智能手机就可以获得患者的健康数据，同时更新每个患者的电子档案，并对患者的整体健康水平进行评估；医生效率提高，有限资源得到集中。同时，基于区域卫生信息平台，居民可以利用智能手机进行预约诊疗、在线缴费。孟群等将生态系统思想引入移动医疗，深度剖析了移动医疗生态系统的服务模型。他们认为，从生态位来看，移动医疗与自然界的生态系统极为类似，在这个系统中，参与医疗卫生保健的各方组成了一个相互联系、相互促进的有机体，在竞争中求得系统动态平衡，最终实现整个系统的价值增值（孟群等，2013）。这些给隐私带来了新的挑战，在信息纸质化的时代，这些隐私问题仅仅通过将涉及患者信息的资料锁在柜子里就可以避免（Rothstein，2009）。电子设备存储的数据更容易窃取或者丢失。尽管设备运用商可能采取多层认证的手段来保护患者的信息，依旧难以保证数据的安全。此外，由于数据本身具有医学价值，患者/试验参与者的隐私成为可以买卖的商品。

大数据经历从概念到小范围技术实践，与知情同意的矛盾是不容回避的现实：医学发展对大数据的依赖越来越大，开源与数据共享已经成为医学研究重要的驱动力量。信息本质上是非个人化的，通过人与人的交往被获取、交流和使用。信息的特征之一是可获取、可交流，在特定群体内部共享。如果信息不能获取，那么信息的产生也没有任何意义。患者的参与度越高，生物医学领域项目成功的可能性越大，提升算法、算力及鲁棒性，才能成为优质数据库。但是，随着人们对隐私问题特别是基因组隐私问题的关注，一些重要信息的访问可能会受到限制，例如个人基因组数据。此外，如何让患者从中受益，如何进行利益共享是人们面临的一个问题。人类具有自由意志，无时无刻不进行选择，选择什么，放弃什么，什么是价值权衡的标准，是本书的重要课题之一。

四　新知情同意模式的探索

20 世纪 90 年代，特定同意（即每项新研究开始前获得所有参与者的同意，并且同意仅涵盖所授予特定范围内的研究）是国际和各国生物医学研究伦理指导原则的基础，特定同意可以让参与者充分理解参与研究相关的风险和受益。然而，健康医疗大数据时代研究的特殊性（特别是队列的规模和新研究的频率）对特定同意模式产生挑战。

对于健康医疗大数据时代知情同意模式的选择，很多学者认为应当秉承知情同意原则，使用特定同意。特定同意是指研究者向公民提供所开展的研究、研究者，以及参与存在的风险等信息（Caulfield，2013）。弗雷德森认为生物样本数据库为特定同意提供了良好的施行条件：在临床情境中，患者由于身体因素不能做出完全自主的决策；而在大数据研究中，参与者可以更好地理解研究内容和研究结果，因而能够更加"自主"地做出授权（Friedson，1970）。考尔菲尔德等人认为生物样本数据库应当使用特定同意，但他也承认，特定同意受到很多挑战，生物样本数据库的长期性和研究的不可预测性等都制约着特定同意的践行（Caulfield，2003）。

有学者认为特定同意不适合大数据研究，因而走向另一个极端——空白同意。空白同意不需要提供任何试验信息，只需要询问潜在的参与者是否同意将样本用于研究（Shickle，2006）。空白同意的支持者强调生物样本数据库巨大的科学价值和社会效益，并且参与者面临"几乎可忽略不计"的风险。赫尔格森认为，大数据研究给参与者带来的伤害很小，甚至可以忽略不计，因而并不需要知情同意原则的保护（Helgeson，2007）。此外，很多学者通过调研发现受访者并不需要或者愿意自己做决定（Schneider 1998；Ring，2003；Kettis-Lindblad 等，2006）。

查德威克认为知情同意并不能解决生物样本数据库产生的一些特殊问题；并且研究给参与者带来的风险很小，而对科学的推动作用很大，因而需要降低参与的门槛，采用宽泛同意（Chadwick & Berg，2001）。宽泛同意是居于空白同意和特定同意之间的同意模式，宽泛同意是指参与者同意数据未来用于当前不可预测的研究（Susan Wallance, Stephanie Lazor & Bartha Maria Knoppers，2009）。这些研究必须在特定伦理框架以内，通过伦理委员会的审查方可进行，因而公民可以对数据的安全性保持信心。如果研究框架有明显变动的话，会重新与参与者取得联系（Stein, Myskja & Solberg，2009）。很多大型生物样本数据库，例如英国生物样本数据库、加拿大 CARTaGENE 生物样本数据库、爱沙尼亚生物样本数据库等都采用宽泛同意。

宽泛同意并不是开放或者空洞的知情，同意意味着对将来的研究有一个标准化、模板化的知情，这种标准化同意模式包含伦理审查委员会对每一个特定研究计划的独立伦理审查、定期更新和删除数据来源者的信息。如果标准化同意中有更改，参与者应当被二次同意。在此种情况下，宽泛同意声称自己等同于知情同意。宽泛同意也引发了一些人的质疑，他们反对将"宽泛同意"等同为知情同意，因为在大数据时代，很多研究计划都无法提前作出预测，并且不具备标准化条件（Steinsbekk等，2011）。

动态同意（dynamic consent）被作为一种新型模式提出，动态同意指的是每次参与者的数据被新的研究使用，都会被重新联系，并再次获取同意，这种模式使得参与者与数据库管理者、研究机构保持互动关系，并且可以随时获取他们的同意（Steinsbekk & Solberg，2013）。动态同意是基于网络，2.0字节并且交互式的同意。动态同意可以很好地满足大数据时代的个性化需求，并且这是一种以患者/试验参与者为中心的同意（Steinsbekk等，2013）。然而，看似完美解决一切问题的动态同意由于工作量较大被一些人批判为"空中楼阁""不可实现"。伴随大数据技术的发展，很多生物样本数据库通过不断探索，克服了动态同意"不符合实际"的弊病。动态同意也被很多伦理学者和法律学者支持和推动，坎内洛帕罗等人认为动态同意将会在研究中成为一个必要的、不可替代的组成部分（Kanellopoulou等，2009；Myskja & Sollberg，2013）

层次同意模式，允许参与者从一揽子同意表格中自由选择（Master，2012），例如：数据使用范围，新研究使用数据是否需要再次同意等（Ram，2008），尽管层次同意可以更好保证参与者的自主性，但需要巨大的时间、人力投入，并且限制了样本在研究中的应用。

使用样本用于未来研究的方法

	同意类型	描述
少负担、少控制	没有同意	不获取捐赠者同意
	空白	同意未来研究不受任何限制
	宽泛	同意受到某些限制的未来研究
多负担、多控制	列表	捐赠者选择允许未来何种研究
	特定同意	对未来每一特定研究表达同意

图0.1　基于大数据研究需要的知情同意类型

摘自：Grady C. et al.，"Broad Consent for Research With Biological Samples：Workshop Conclusions"，*Am J Bioeth*，2015；15（9）

分层同意可以让参与者更具体地了解样本/数据的用途，如特定疾病或疾病类别（如遗传病研究）、公共/私人研究、匿名化研究/可识别研究等，分层研究模式使参与者对数据和样本保持更大程度控制。

2015年5月7日，英国的两位学者提出了一种新的模式——元同意（Meta consent），他们认为元同意可以将动态同意与宽泛同意结合，并且可以选择总而言之的同意和总而言之的反对，这种模型可以让个体选择他们是否为了之后的二次试验提供二次同意，并且是否同意他们的数据使用之后留在数据库中。这两位学者认为元同意既有可回溯性又有前瞻性（Ploug & Holm，2015），元同意允许参与者依照数据类型选择不同的同意模式，设计"动态＋特定"，"宽泛＋特定"等的同意组合。例如，参与者可以选择对基因数据研究采用特定同意，对健康数据（如身高、血压等）研究采用宽泛同意。并且，参与者也可以依据不同研究类别选择其偏好的同意类型，比如对国家基金资助的科学研究给予宽泛同意。

虽然分层同意和元同意虽然具有动态性、灵活性特征，但其有效性依赖参与者的决策能力，包括收集与研究相关信息、充分理解这些信息、构建可接受的同意组合的能力。并且很多研究具有多重性、不可预测性特征，这些都对分层同意和元同意的有效性提出挑战。

面对健康医疗大数据时代同意模式的多元化，正如公元3世纪哲学家阿古利巴所说，俗世的道德论证势必陷入相互无法通约的观点之中而不能得出确定的结论——它们不可避免地只能以假定为依据，或者陷入循环论证，或是导致无穷后退（恩格尔·哈特，2005）。本书所提供的是在数据共享和使用时的基本道德框架，具有两个基本层次：一个层次是在以一个大的范围内约束道德异乡人的程序性"宽泛同意"；另一个层次是与中国内部道德规范相适应的实质道德。

五　小结

在大数据发展的背后，是人与人的关系愈加互联密切、互为前提，人类关联成为一个整体。大数据在"共同善"的维度拓展价值空间，数据越多越好，越用越好，"个体"结合成为"共同体"。当然，这一"道德性"资源也存在着不可预知的伦理风险，而宽泛同意就是管控风险的"闸门"之一：要使大数据的价值图式保持在良性效应上，需要宽泛同意平衡"受益"与"风险",将大数据纳入伦理治理的范畴。

对于宽泛同意,笔者认为以下几点需要保证:首先,同特定同意一样,保证患者和受试者身体的完整性不受到侵害;其次,对于包含有受试者或患者信息的敏感数据,应当与其他数据分别对待,采取特定的保存和使用方法,保证受试者/患者的隐私不受侵害;再次,宽泛同意在保护患者/受试者隐私的前提下,协助推进医学研究的发展:一方面,伦理委员会、匿名化技术、科普工作在保护参与者利益中所发挥的作用;另一方面,需要结合中国的文化和实际,制定更切合中国实际和特色的伦理准则、管理条例和法律。

本书将结合健康医疗大数据时代宽泛同意的理论与实践,分析以下问题。

第一,宽泛同意在健康医疗大数据时代是否能够得到辩护。宽泛同意所带来的崭新道德关系展现了在技术急速进步的背景下,对于传统生命伦理学的一种冲击。大数据发展带来的技术的、经济的、道德的变化表征着知情同意制度要适应越来越丰富的、多元的情境。例如,医生与患者的关系不再持有一种共同的道德前提,即无时无刻不保护患者知情同意的权利,而是更倾向于一种简易的方式,患者"一次性的授权数据"给医生用于研究,这种"一次性的授权"需要有圆满的道德论证来解决道德争端。

第二,怎样的宽泛同意模式才符合知情同意原则。无论在学界、还是在样本数据库的实践中,对于"宽泛同意"的理解有较大差异,本书尝试探讨"宽泛"的范围,主要包括以下维度:"宽泛同意"模式下,参与者与研究者如何共同交流与决策?参与者如何维护自身权益,降低参与带来的风险?

第三,如何构建适合中国文化语境的宽泛同意模式。"知情同意"对于普通中国人的道德经验并不陌生,然而宽泛同意与中国的价值观念是否契合呢?中国儒家价值观念是一种以"大同"为基础所建立的社会。宽泛同意制度是否可以让共同利益更加趋同,社会融合成为一种共生的共同体,实现一种宽泛同意下的集体式公民社会?

本书探讨了在面对健康医疗大数据时代给知情同意制度带来的挑战下,实现一种新的同意制度——宽泛同意的可能性。这里,伦理学和道德理论问题对于理解什么是能够得到辩护的宽泛同意制度具有重要意义。因而本书首先结合自主性原则,探讨宽泛同意道德理论的基本问题;在此基础上探讨宽泛同意模式，为制定适合的宽泛同意政策奠定基础；之后通过实地调研，了解山东和北京两地不同社会背景的公民对共同利益与个体利益的权衡态度；结合中国儒家文化语境，探讨宽泛同意中的交流与决策，并对相关伦理准则和法规提出建议；最后倡导通过生命公民的构建，寻求个体利益与共同利益的契合。

本书试图阐明：（1）尽管知情同意原则在健康医疗大数据时代中面临挑战，但作为公民捍卫自身权利的重要武器，应当继续维护。宽泛同意本身并不违背知情同意原则，而是赋权参与者自主权衡风险与收益；（2）参与者加入生物样本数据库中面临隐私泄露风险，本书认为参与者应积极主动地参与到生物样本数据库中，倡导通过构建"生命公民"，达到个体利益与共同利益的统一；（3）当前宽泛同意受《个人信息保护法》影响，在科学研究中的应用范围受到限制，管理部门应当依据大数据时代研究的特定需要，为科学研究作出豁免，并提供宽泛同意施行的详细制度原则。

本书由以下章节构成：

第一章自主性原则的危机与行善原则的建构。本书将知情同意原则的确立与发展分为以下四个阶段：惠益模式（公元前5世纪到19世纪中期）、同意观念的产生（19世纪末期到20世纪40年代）、知情同意原则的确立与发展（20世纪40年代—至今）、宽泛同意（2005年—至今）。这四个阶段的划分依据是公民的知情程度和自主程度。在此基础上，分析宽泛同意的概念和道德基础。

第二章探讨大数据与宽泛同意的伦理建构。首先，论证了宽泛同意的概念及道德基础，并对宽泛同意进行了伦理反思，在此基础上探讨宽泛同意的治理以及公众对宽泛同意的接受域。

第三章探讨基因隐私的伦理调适，从基因隐私的集体性角度入手，探讨基因隐私权的维护，最后提出宽泛同意的过程需要自我赋权和调适维护基因隐私。

第四章是宽泛同意的"风险—受益"分析，参与者加入大数据研究并不会直接受益，还面临未来不可预知的风险，但生物医学研究的发展离不开个体的"共助"，本章一方面关注参与者的价值追问与自决，另一方面也强调公正原则的维护，最后提出构建集体式公民社会的设想。

第五章是宽泛同意实践中信任的建立。本章分为五个部分，第一部分是对宽泛同意中信任内涵和意义的阐述，第二部分是对国外有关于公众对参与健康医疗大数据研究、生物样本数据库态度调研的总结分析；第三部分是调研 104 名学生和 105 名基层医院就医人员对生物样本数据库的参与意愿、对宽泛同意模式态度、宽泛同意知情内容以及"不知情"权利等方面的内容，分析所调研对象在学历、教育背景、年龄、生活环境等方面差异较大的情况下态度的差异；第四部分在整理国内外伦理规范的基础上提出宽泛同意的实践模板。第五部分探讨了宽泛同意下共同体与信任文化的构建。

第六章中国文化背景下宽泛同意的对策建议从以下方面展开：首先探讨了中国传统文化中的医患关系，生物样本数据库中研究者和参与者的关系，梳理了涉及知情同意交流与决策的主要伦理准则，并进行对比，最后探讨了决策的过程和问题。

第七章宽泛同意与生命公民的构建。首先分析了"积极的参与者"与生命公民的关系，之后探讨生命公民对知情同意原则维护的意义，在此基础上分析生命公民的构建与公民价值的重塑。

最后是结语：第一，在健康医疗大数据时代的宽泛同意模式具有道德合理性；第二，生物样本数据库风险的规避需要公民"积极""主动"参与宽泛同意过程；第三，作为"共同利益"的生物样本数据库对国家安全有重要意义，公民需要把握"个体"与"国家"之间的关系，具有责任意识，参与健康医疗大数据研究；同时生物样本数据库需要保护公民隐私，处理好与商业资本的关系，这样才能保证公民对生物样本数据库的持续信任。

第一章　自主性原则的危机
与行善原则的建构

Grain upon grain, one by one, and one day, suddenly, there's a heap, a little heap, the impossible heap.

——Samuel Beckett, Endgame

尽管知情同意原则的合理性取决于自治、自决、隐私、忠诚、尊严和效益等多种伦理要素，自主性常被视为知情同意的核心。从 20 世纪 70 年代开始，自主性逐渐成为判断医学伦理问题中知情同意的主要标准，一些美国学者甚至认为知情同意"实质是从自主和尊重人格等原则推导出来"（Herzog，1989），将知情同意看作是自主性的产物。

第一节　知情同意的产生与发展

按照公民在决策时的自主程度，本书将知情同意原则的确立与发展分为以下四个阶段：惠益模式（公元前 5 世纪—19 世纪中期）、同意观念的产生（19 世纪末期—20 世纪 40 年代）、知情同意原则的确立与发展（20 世纪 40 年代—至今）、宽泛同意（2005 年—至今）。

惠益模式中，由医生代替患者做出决策，患者的自主程度和知情程度最低。伴随 19 世纪末人体试验的大规模进行，同意观念开始出现。纳粹医生在集中营进行的极端人体试验直接导致了 1946 年《纽伦堡法典》的出台，知情同意制度确立，受试者开始拥有自主选择权和知情权。这一权利伴随《赫尔辛基宣言》扩大到临床治疗领域，患者和受试者不再被动等待医生和试验人员的安排，而是主动选择治疗和试验方案，平等地与医生和试验者交流与协商。而当生物医学研究进入大数据时代之后，宽泛同意有可能成为生物样本数据库的主流同意模式，由于研究者无法提供参与者未来试验的相关信息，参与者知情程度降低。

一 希波克拉底宣言影响下的医患关系（公元前5世纪—19世纪中期）

《希波克拉底宣言》是西方历史上医生职业道德与伦理的重要准则，也是了解知情同意原则确立之前西方医患关系的重要途径。"希波克拉底式"的医患关系是一种"惠益模式"（Faden & Beauchamp，1986），要求医生努力保障和增进患者的个人福祉，但并不关注患者自主做决定的权利，不需要向患者阐明治疗信息和获取同意。这段历史被卡茨称为患者做决定过程中的"沉默史"（Katz，1984）。这里的沉默，并不是医生和患者没有谈话，而是指医生没有"使用鼓励患者参与到决定中的语言"（Katz，1984）。

（一）古希腊时期：沉默的世界（公元前5世纪—3世纪）

古希腊时期医患关系思想的主要代表是由毕达哥拉斯学派发展而来的"希波克拉底医派"。《希波克拉底宣言》是医生职业道德宣言，宣言认为，治疗的目的是让患者获益，使得他们远离伤害和不公，倡导医生替患者做决定，患者听从医生的建议（Edenlstein，1943）。这也预设了一个前提，即医生具备特殊技能和道德责任。在医患之间交流上，医生鲜少与患者交流信息。即使交流，目的也是说服患者接受某种治疗方式。

古希腊时期，《希波克拉底宣言》并未在医界广泛流行。大部分的古希腊医生并不是秉持惠益原则对患者进行治疗。他们协助患者自杀，或者参与到杀婴行为中，而这些行为都为希波克拉底医派所禁止（Faden & Beauchamp，1986）。直到几个世纪之后，伴随基督教的兴起，希波克拉底学派的思想才逐渐得到医生们的重视。

（二）中世纪时期：善意的谎言（5世纪—14世纪）

进入中世纪，修道院兼具医院功能，操纵着权威性和学术性的医学活动。由于基督教教义中强调上帝的恩典，与希波克拉底学派的惠益思想相符，因而希波克拉底医派思想广受推崇。此时期代表人物是法国外科医生亨利·德·蒙蒂威尔（Henri de Mondeville，1260－1325）。他将很多医学典籍从意大利的博洛尼亚带到法国，并大力宣扬《希波克拉底宣言》。受其影响，希波克拉底思想成为当时法国医学界的主流思想。蒙蒂威尔支持惠益模式，这体现在他对"欺骗"的态度上。他建议同事们"尽量为每一位患者治疗，但是如有危险，要告知其亲人或朋友"（Mondeville，1910）。患者对自己的疾病持有希望所带来身体上的惠益可以为谎言作辩护。而对于患者来说，需要服从医生，才能帮助身体痊愈。医生甚至可以夸大事实威胁患者，以使其服从（Reiser & Dyck，1977）。蒙蒂威尔生活在 15 世纪末期，医学院和执照医师制度迅速发展，部分基本伦理准则如公开场合不得诋毁另一名医生的规定已经成为共识，但知情同意原则相关思想却没有出现。

（三）启蒙运动时期：商业色彩的惠益（14 世纪—18 世纪）

希波克拉底学派思想在启蒙运动时期才真正发扬光大。这段时期伴随医学院的发展，大批的医学生接受希波克拉底准则的训练。如果一名受过专业训练的医生能够将其掌握的晦涩难懂的医学知识合理地解释给患者，则具有"特殊的道德"。患者虽然理解了疾病相关信息，但仍然不具有自主选择权，因而，这一时期支配医生—患者之间关系的依然是惠益模式。

《政治医学》（*Medicus Politicus*）一书的作者阿卡斯特罗认为，一个好的医生应当对患者的所有要求抱有热忱的态度，一本正经但是并不阴郁，平易近人而又不愚昧（Sigerist，1960）。而对于是否应当出于患者身体健康的考虑而欺骗患者的问题，他认为原则上患者"应当被告知实情，并且避免伤害"；但如果医生出于善意，可以不告知患者实情，隐瞒事实并不等同于说谎，即如果没有危害并且是出于某种义务，医生可以欺骗患者（Mondeville，1910）。

与中世纪时期以"慈善"为目的的医疗活动不同，这一时期的医患关系具有商业色彩。在古罗马时期，患者根据对治疗效果的满意度，通过"礼物"的形式向医生付费。医生会治疗自认为更加"划算"的患者，从而增加治愈的成功率。在这一时期，医生—患者之间的关系转化为一种赤裸的金钱关系。

1749 年，弗雷德里希·霍夫曼（Friedrich Hoffman）出版了《医学政治》（Medicus Politicus）一书，其中提出"谨慎"是医生最重要的美德，医生应当在复杂的情形中做出合理的决定。霍夫曼融合霍布斯思想中计算个人利益得失的理念。一个谨慎的医生应当是一名基督徒，因为这样就可以"施行怜悯，尤其对于穷困的人，因为慈爱的上帝创造了免费的医疗，并且允许医生将其践行"。但是他也建议医生"体面的远离穷人，避免穷人过于依赖他们"。在他眼中，伦理准则可以从公理演绎为逻辑和数学，医生可以利用伦理准则计算得失（Faden & Beauchamp，1986）。

（四）现代医学时期：绅士式的惠益（19 世纪—20 世纪初）

19 世纪的英国，医生是一种受过教育、绅士式的职业。医生的职业道德伦理与绅士品格相合。这一时期规范医生行业的最经典著作是托马斯·帕兹瓦尔（Thomas Percival）的《医学伦理》（*Medical Ethics*）。该书撰写始于 1794 年，1803 年出版之后，在各个医疗结构中迅速流行起来。该书的职业规范部分继承了希波克拉底医派的惠益原则（Huntington，1975）。

帕兹瓦尔将患者的利益置于首要地位，认为医生应当最大程度上保护患者的利益。他认为，如果医生过分强调自身权威，将不利于患者的康复。但他也否认患者有自主决定权，建议医生"将危险告知患者的亲友"（Huntington，1975）。

> 对于患者来说，也许是一个大家庭的父亲，也许他的生命对于某一群体很重要。如果他在询问自己病情的时候，医生告知其实情，也许会对他产生了致命性的影响。因而，告知实情在这种情形下是完全错误的行为，会给他自身、家庭和公民带来深深的伤害。所以唯一的问题就是，是否行动者需要冒着牺牲职业道德和社会责任的风险，来获取华而不实的诚信美德（Huntington，1975）。

帕兹瓦尔并非鼓励撒谎，他认为医生应该坚守诚信，包括通过绅士般的方式真实地向患者解释病情。但在特殊情况下，如果"实话"会给患者带来伤害，那么"避免伤害"就可以为"撒谎"这一行为辩护。

1847 年，美国医学协会颁布了世界上第一个国家级伦理法典——《医学伦理法典》。该法典大部分以帕兹瓦尔的思想为基础，法典起草委员会主席爱克斯·海兹（Isaac Hays）在一份报告中说："我们查阅了很多美国不同群体伦理法典，发现它们全部都是基于帕兹瓦尔博士思想，并且他的原文在法典中也占有很大的篇幅。"（Amercian Medical Assocaiation，1883）法典颁布后，帕兹瓦尔的医学伦理思想成为美国职业规范的纲领，也代表了当时西方医学伦理的主流思想。

马丁·帕尼克（Martin S. Pernick）认为，纵览19世纪历史，"告知事实"和"寻求同意"已经内涵于医疗传统中，因为当时的医疗理念就是知识和自主性会给大部分的患者健康带来积极的影响。然而，他也承认，这种观点无论在内容上还是目的上都与现代意义上的知情同意相去甚远。19世纪的社会背景并非权利导向，这种获取同意的行为更多的是出于"治疗收益"的目的，而非个人权利的目的。例如，托马斯·帕兹瓦尔（Thomas Percival）在《医学伦理学》中认为，不伤害和有利是医生的首要义务，发生严重冲突时，它们可以压倒患者的偏好和决定权（Percival & Pellegrino，2010）。

"惠益模式"和"自主模式"有很大不同：在"惠益模式"中，医生因为对患者身体有益而寻求患者的同意；在"自主模式"中，医生因为尊重患者自主选择的权利而让患者自己决定，而医生的主要责任为最大程度地将信息传达给患者。虽然惠益模式宣称最大程度上保护患者的医疗权益，然而事实上可能会与患者的自主性相冲突。

"惠益模式"要求医生努力保障和增进患者的个人福祉，实现患者利益的最大化。从功利主义（Utilitarianism）角度来看，由于医生具备专业知识，医生代替患者做出决定可以实现患者利益最大化。然而，何为善，何为害？不同医疗干预会对患者带来不同程度的影响，有的能够救助患者性命，有的却置人于死地。从最严格的意义上来说，许多医疗干预行善与致害并举，本身蕴藏着风险，但是患者恢复健康离不开医疗干预。评判某种医疗干预是否是"善"的，医生与患者可能有不同的观点。因而医生拟定的治疗方案很有可能只是"技术性的一厢情愿"。无论这个治疗方案在技术上与患者的病情拟合度多么完美，患者可能因为家庭因素和社会因素，不愿意接受这个方案。所以从功利主义来看，"惠益模式"并不能保证患者利益的最大化。

为了实现善良意志，康德提出了三条绝对命令："人是目的""善良意志""意志自律"①。康德将人视为目的是"善"的重要体现，人存在意义的绝对律令作为道德原则的"客观依据"。对于医生和研究者，应当时时尊重患者和受试者需求，而这种尊重因为医生作为"理性人"而有了"天然义务"的意味。另外，患者和研究参与者作为拥有独立意志的个人，需要对自己的利益做出决定。

二 人体试验与同意观念产生（19世纪末—20世纪40年代）

从19世纪末期开始，非治疗性人体试验开始出现并流行。医学的发展产生了新的治疗方法，但也伴随着未知风险。因而，医生开始兼具研究者身份，通过系统的人体试验对比不同疗法的效果；而这些人体试验的对象往往是患者。"希波克拉底式"的惠益模式显然不适用于"试验者—受试者"之间的关系。试验者在进行人体试验时，直接性目的不是受试者权益的最大化，而是推进医学事业发展，这也造成了医生—患者之间产生了新的矛盾。

1898年，阿尔伯特·奈瑟尔（Albert Neisser）发表了关于梅毒患者血清治疗法的临床实验研究成果。为了寻找预防梅毒的方法，他在未获取同意的情况下，将梅毒患者的血清注射到其他患者身体中。这些患者最终感染了梅毒，奈瑟尔得出这些"疫苗"没有效果的结论。他的研究被记者报道后引发舆论哗然，但大部分医生都赞同奈瑟尔的做法。

1898年，普鲁士政府开始干预并调查这一案件。法庭判决尽管奈瑟尔是著名的医学权威，但也不能确定该试验是无害的，他需要提前获得患者的同意。1899年普鲁士议会颁布了由Rudolf Vichow等知名医生联合起草的一份文件，文件认为，医生如果认为注射血清可能会引发感染，那么该医生就没有注射血清的权利。让受试者知情和获取受试者的同意

---

① "善良意志"指的是"除非我愿意自己的准则也变为普遍规律，我不应行动"。"人的目的"指的是"你的行动，要把你自己人身中的人性，和其他人身中的人性，在任何时候都同样看作是目的，永远不能只看作手段"。"意志自律"是指"实践意志的第三项原则，作为自己的和全部普遍实践理性相协调的最高条件，每个有理性的东西的意志的观念都是普遍立法意志的观念。"（康德：《道德形而上学原理》，苗力田译，上海世纪出版集团2005年版，第17—18、48、51页）

在任何情况下都是试验的前提。1900年，普鲁士政府颁布规定，要求医院和诊所除治疗以外，以任何目的进行医疗干预之前，需要"详细地对可能的消极后果进行解释"，并获取患者"清楚的同意"（Vollmann & Winau，1996）。

1931年，德国政府颁布了"新疗法和人体试验指南"，明确区分了治疗性研究和非治疗性研究。该准则还首次提出尊重患者的自主性，规定"只有通过清晰、无误解的恰当信息做出的同意或代理同意决策后，方可施行新疗法"。非治疗性研究"不得在未给予同意的情况下进行"（Vollmann & Winau，1996）。

"新疗法和人体试验指南"对于规范人体试验、保障受试者权利起了重要作用。正如约翰·弗莱彻（John Flethcher）所说，"知情同意在1939年之前很明显已经成为医生的道德义务，并且在知情同意制度正式确立以前，法庭一直对其采取支持态度。"（Flethcher，1973）然而，也有学者对此持反对意见，如卡茨认为，这些法律对促进真正的医患交流收效甚微，并且还诟病于"低程度的揭露和同意"。虽然他认同"对临床治疗表达同意是一项古老的医学传统"，但这种同意并不是有意义的同意，因为"患者在知情之后，没有权利根据风险和收益决定是否接受干预"（Katz，1984）。这也说明虽然德国颁布了人体试验的伦理指南，对知情同意做出了相关规定，但受试者的权益却并未因此得到保障。"指南"不具备法律效力，也造成研究者在人体试验过程中背离指南原则，也没有相应的机制予以监督。

第二次世界大战期间，纳粹德国医生在集中营进行了残忍的人体试验。在纽伦堡法庭上公诉人和证人控诉20名纳粹医生和3名管理人员对他们实施的一系列触目惊心的人体试验：毒气实验，疟疾实验，骨、肌肉和神经再生以及骨移植试验，以及流行黄疸病实验等，这些试验的受试者没有自主选择的权利，不清楚试验的内容以及试验的后果，被迫参与，而纳粹科学家也没有做过任何尝试降低试验痛苦性的努力。纳粹医生以没有相关人体医学研究的规定为由逃避他们犯下的罪行。

在1946—1947年的纽伦堡审判中，法官们探讨了人体试验的伦理准则问题。人体试验与临床治疗最大不同之处在于，人体试验以科学发展作为主要目标，而临床治疗以惠益患者作为主要目标。如果人体试验以科学发展、惠及全人类为伤害受试者做出辩护，那么，科学发展有可能失去控制，纳粹集中营医生对被关押者犯下的罪行便是最好的例证。希波克拉底宣言显然已经不能满足人体试验的要求：首先，宣言的主要目的在于惠益患者，而受试者不在保护的范围之内；其次，希波克拉底宣言虽然规定获取患者同意是必要的，但是没有明确提出知情同意原则；最后，医学行为需要一种新的、基于人的权利为基础的评估，而不是依据医生的治疗义务进行评估。因而，原有医患关系间的"惠益模式"已经不能满足医学发展的需求，建立与新的研究范式——人体试验相适应的伦理准则成为人们的共识。

三　知情同意原则的确立与发展（20 世纪 40 年代—2005 年）

纽伦堡审判中，被告人辩称在医学试验中，通常不需要受试者"自愿参与"，罗伯特科赫卫生研究所的前所长认为："除了少数医生的自我实验，受试者的'自愿性'通常是欺骗性的，顶多算是医生的自我欺骗，通常是蓄意误导大众。在很多这种案例中，如果我们加以伦理性审视，可以发现很多受试者对于是否获取知情同意表现出漠视的态度。"法庭认为，不应当因为大部分医生没有获取受试者同意，而认为尊重受试者的自主性是不必要的。这直接导致了《纽伦堡法典》的出台。

《纽伦堡法典》第一条申明："受试者的自愿同意绝对必要"，首次将"自愿同意"作为研究的基本原则，也开启了人体试验在人类理性的视域下得到规范的先河（王德国，2005）。法典通过"自愿的""法律上有行为能力的""知情的""理解的"四个要素来说明"自愿同意"。这意味着受试者具有自由选择的权利。受试者在了解试验性质、期限、目的、试验方法、采取手段、可以预料到的风险、对其健康可能产生影响的前提下，自由地做出是否参与的选择。

医疗知情同意是法庭判例法的产物。1957 年绍尔戈诉讼斯坦福大学董事会案（Salgo V Leland Standford Jr. University Board of Turstees）① 首次提到

---

① 参考 Salgo V（1957）. Leland Stanford Jr. University Board of Trustees，317P. 2d 170.

"知情同意"。在此案中，患者由于接受腰穿主动脉造影①导致了双下肢瘫痪，患者因此提起多项指控，其中之一就是医疗信息揭示不完全。法庭判决书中写明："如果医生没有提供形成患者智性同意（Intelligent Consnet）拟定医疗干预基础的必要实施信息，那么，医生就违背了他对患者的职责，并且因此要承担民事责任。"②该案例表明法庭关注重点不在于患者是否签署了知情同意书这一程序性活动，而是在于患者是否真正"知情"，真正了解治疗方案带来的风险和收益。所以绍尔戈一案的重要意义不仅在于"知情同意"一词的首次提出，还在于其突出了"知情"，这与简单的"同意"有很大的区别，因为前者表明医生获取同意是为了更好地维护患者的权利，最大化保护其利益，而不是一种程序上的要求或者是出现医疗事故时用于推卸责任的凭据。然而，判决同时指出，"当然，只要不破坏知情同意过程揭示的全部必要实施，医生有权决定不予提供那些令患者感到恐慌的信息"。虽然此处明确指明了"知情同意"，然而，法庭对于是否要给予患者完全的事实告知，却含混不清。一方面，最为理想的患者自治需要医疗信息的完全事实告知；另一方面，这样做可能违背了"保护性"医疗的价值（Waltz & Scheuneaman，1970）。

Salgo案并没有将知情同意原则系统化和规范化，1960年，美国的两起诉讼案纳塔森·科林（Natanson V. Klin）和米歇尔·罗宾森（Mitchell V Robinson）的判决结果，代表知情同意原则已经得到美国法律的认可。随后，知情同意立法也逐渐为他国接受，成为世界性共识。

1964年，《赫尔辛基宣言》将"自愿同意"改为"知情同意"，将适用范围扩大到临床治疗领域；对知情同意原则的论述也更为全面。如第24条认为受试者必须：（1）充分知情研究目的、方法、基金来源、利益冲突、研究者所属研究机构、研究预期的收益和风险；（2）受试者必须有随时退出的权利；（3）必须根据受试者需求选择信息知情的方式和信息知情的范围；（4）知情同意书最好为书面，如果不能通过书面方式，必须有正

---

① 今天这种技术早已淘汰，当时是一种穿透腰部刺入主动脉，注射某种不透光造影剂的放射检查技术。

② 今天这种技术早已淘汰，当时是一种穿透腰部刺入主动脉，注射某种不透光造影剂的放射检查技术。

式的记录和目击者。①《赫尔辛基宣言》不仅详细列举了受试者的知情内容，也明确了受试者随时退出的权利，以及必须签署书面知情同意书的规定。

《贝尔蒙特报告》（The Belmont Report）正式提出医学研究需要签订受试者协议。该协议分成三个部分：信息、理解和自愿。信息包括研究方法、目的、风险和预期的收益，可供选择的实验程序，以及受试者可以随时退出的声明。附加项目包括如何选择受试者，个人在研究中承担的责任。理解指研究者在对受试者智力、推理能力、心理等因素综合判断基础上，提供与受试者理解能力相符的信息。对于不具备理解能力的受试者，例如未成年人，需要寻求亲属的代理同意。只有受试者不受到胁迫、自愿签署同意参与的研究，才能够成有效的协议。②

这种范式的转换，在很多方面对公民自主权利的扩大有重要影响。一方面，在知情同意制度确立以后，传统医患关系中患者"完全被动"的地

---

① 《赫尔辛基宣言》中有关准确描述相关研究目的、方法、要求、风险、可能出现的不适以及预期结果等内容，在大数据研究中不能满足，因为其研究通常对其未来特定和用途等在签署时不能清晰确认，为此，Gefenas 等人提出，对《赫尔辛基宣言》建议的知情同意范式合理性需要重新探讨，根据设计捐赠者的利益和不同类型的生物信息材料来调整不同级别的监管措施（包括知情同意可接受类型的相关规定）很有必要（Gefenas, 2012）

② 英文原文为：Information. Most codes of research establish specific items for disclosure intended to assure that subjects are given sufficient information. These items generally include: the research procedure, their purposes, risks and anticipated benefits, alternative procedures (where therapy is involved), and a statement offering the subject the opportunity to ask questions and to withdraw at any time from the research. Additional items have been proposed, including how subjects are selected, the person responsible for the research, etc. Comprehension. Because the subject's ability to understand is a function of intelligence, rationality, maturity and language, it is necessary to adapt the presentation of the information to the subject's capacities. Investigators are responsible for ascertaining that the subject has comprehended the information. While there is always an obligation to ascertain that the information about risk to subjects is complete and adequately comprehended, when the risks are more serious, that obligation increases. On occasion, it may be suitable to give some oral or written tests of comprehension. Voluntariness. An agreement to participate in research constitutes a valid consent only if voluntarily given. This element of informed consent requires conditions free of coercion and undue influence. Coercion occurs when an overt threat of harm is intentionally presented by one person to another in order to obtain compliance. Undue influence, by contrast, occurs through an offer of an excessive, unwarranted, inappropriate or improper reward or other overture in order to obtain compliance. Also, inducements that would ordinarily be acceptable may become undue influences if the subject is especially vulnerable. 参考美国健康 & 人类服务部（US Department of Health&Human Services）网站，https://www.hhs.gov/ohrp/regulations - and - policy/belmont - report/#xinform

位发生转变，进而推崇和强调患者自主决定治疗方式；医生作为信息提供者，应在最大程度上减少对患者决策的干预。20 世纪上半叶政治理性复兴，公民从法律和宪法的权利与义务主体转变为社会个体。公民的自主权利通过政治责任和政治统一与稳定的话语阐释旨在构建一个既保障个体权益又促进集体福祉的和谐政治生态。另一方面，对于知情同意研究的相关文献关注自主性原则问题，研究者对自主原则提出不同概念的划分，将自主性视为彻底的知情同意的条件。时至今日，知情、自愿以及有效的同意是几乎所有国内和国际生物医学研究的指南。知情同意在保护公民权利和自主性，维护公众对医学治疗和研究的信任上有重要意义。公民的道德感和责任感，也在知情同意原则的建立和发展过程中逐渐强化起来。

四　健康医疗大数据时代的宽泛同意（2005 年一至今）

大数据和人工智能的兴起和发展推动了研究范式的变革，世界很多国家都将其视为有前景的研究工具（Caulfield & Knoppers，2010）。健康医疗大数据研究以大量参与者所提供的生物样本和医疗数据为基础，研究环境、社会经济情况、饮食、教育、医疗护理、年龄、民族、基因和健康之间关系，或支持单一研究课题，针对特定疾病或患者群体；或以大型人口数据为基础，研究遗传和环境对生命健康的影响；或收集小部分或单一基因，目的是收集完整和精确的基因变体相关的疾病资料。（见附录一）

在探讨研究范式的变革之前，有必要了解什么是研究。根据国家卫生计生委办公厅 2013 年 6 月 21 日颁发的《涉及人体的医学科学技术研究管理办法》①，"研究"是"采用现代物理学、化学和生物学等方法在人体上对人的生理、病理现象以及疾病的诊断、治疗和预防方法进行研究的活动；通过生物医学研究形成的医疗卫生技术或者产品在人体上进行试验性应用的活动，包括临床新技术、预防医学、公共卫生和食品营养等研究活动"。美国《人体受试者保护条例》中规定研究是"一项综合性的研究，

---

① 国家卫生计生委办公厅关于征求《涉及人体的医学科学技术研究管理办法（征求意见稿）》意见的函，2013 年 7 月 12 日，http：//www. moh. gov. cn/qjjys/s3580/201307/8e75cb9998f44ffd8b4c8be6efecb4b7. shtml

包括对某一学说的提出、发展、检验和最终衡量，目的是创造常规知识"[1]。由上述伦理准则可知，研究首先要提出假设，然后通过数据支持假设，假设可能会被证明，也可能被推翻。生物医学研究基本任务是发现和研究有关人体新知识，并在这些新知识的基础上发展出新医疗方法和技术。

直到 20 世纪 70 年代末期，生物医学研究和新的生物知识的生产依赖基本的化学、生物化学和生理学原理。这种研究范式[2]最主要特征是新知识的产生建立在临床研究的基础之上，这种研究是一种"直线"模式，基础研究引导药物制造，之后通过临床研究和检验（Vos，1999）。

从 20 世纪 80 年代开始，计算机技术发展带来了全新的工具（如统计工具、模拟系统和数据管理系统），科学家通过对数据库进行深度挖掘，产生更多的知识，再使用传统的实验验证，从而重塑了知识产生的方式。2017 年 3 月 9 日，英国剑桥大学剑桥癌症研究所的弗洛里安·马考维茨（Florian Markowetz）于 *Plos Biology* 杂志发表文章"一切生物学都是计算生物学"（All biology is computational biology）。文章指出，未来生物学的发展将由数学、统计学和计算机方法共同推动，成为一名合格生物学研究者必须要掌握数据分析和数学思维。马考维茨以他从事的癌症研究为例，过去几十年，癌症研究人员都认可一种观点，即"同一肿瘤中的细胞之间存在异质性，有助于使癌症对治疗逐渐产生抗性"。那么这种"遗传异质性"如何测量，它对肿瘤的发展有多大？为了回答这个问题，可以使用基因组方法，来测量患者中不同部位的癌症基因组的变化，然后定义异质性的定量测量，使其可以与治疗抗性的临床信息进行统计比较，最终证实了异质性决定肿瘤耐药性的初始观点（Markowetz，2017）。

2009 年，《第四个范式：数据驱动科学发现》（*The Fourth Paradigm*：*Data-intensive scientific discovery*）一文从科学研究方法的角度揭示第四科学

---

① US Department of helath and human services, fedral policy on protection of human subjects common rule 45 code of federal regulationshttps：//www. hhs. gov/ohrp/regulations – and – policy/regulations/45 – cfr – 46/index. html

② 哲学上"范式"这一概念最初由美国著名科学哲学家托马斯·库恩提出，指的是常规科学赖以运作的理论基础和实践规范。"范式"是从事某一科学的科学家群体所共同遵从的世界观和行为方式（Thomas S. Kuhn, 1962），它包括三个内容（1）共同的基本理论、观点和方法；（2）共有的信念；（3）某种自然观（包括形而上学假定）（Kuhn, 1962）。

研究范式——数据密集型科学的诞生（Hey & Tansley, 2009）。数据密集型研究范式通过定量计算方法，利用大规模数据来验证假设，从而指导实验。

传统临床研究与大数据研究有很大区别（表1.1，表1.2），从研究范式角度，传统临床研究有确定的方法、目的，对于可能出现的风险以及收益也相对明确；而大数据研究具有长期性特征，当前无法预测未来样本的使用方式和使用范围。从信息角度看，传统医学研究大多包含受试者或患者的个人信息；而大数据时代个体信息通常会被匿名化。从研究者与受试者关系来说，传统研究中，研究者通常直接获得受试者的知情同意，受试者对研究者的身份有一定了解；在大数据研究中，研究者通常不需要直接与参与者取得联系，而是通过生物样本数据库平台得到参与者的样本和数据。在很多情况下，研究者的研究计划以及研究成果也不需要反馈给参与者。为了顺应大数据时代研究的新特征与新趋势，国家卫生健康委、教育部、科技部、中医药局 2023 年印发的《涉及人的生命科学和医学研究伦理审查办法》将人的生命科学和医学研究定义为以人为受试者或者使用人（统称研究参与者）的生物样本、信息数据（包括健康记录、行为等）开展的以下研究活动：

（一）采用物理学、化学、生物学、中医药学等方法对人的生殖、生长、发育、衰老等进行研究的活动；

（二）采用物理学、化学、生物学、中医药学、心理学等方法对人的生理、心理行为、病理现象、疾病病因和发病机制，以及疾病的预防、诊断、治疗和康复等进行研究的活动；

（三）采用新技术或者新产品在人体上进行试验研究的活动；

（四）采用流行病学、社会学、心理学等方法收集、记录、使用、报告或者储存有关人的涉及生命科学和医学问题的生物样本、信息数据（包括健康记录、行为等）等科学研究资料的活动。

《办法》通过列举的方式指明了研究的类别，与 2013 年版定义相比，增加了采用流行病学、社会学等科学研究资料的活动，顺应数据密集型研究范式的变革。然而，该定义研究活动清单并不详尽，"研究"一词缺乏将其与非研究活动区分开来的特定内涵。这种模糊性使得一些人能够打着研究的幌子进行商业宣传，同时导致非研究活动经历耗时且繁琐的临床伦理审查程序，导致效率低下和运营失败。

表1.1   **传统医学研究与大数据研究对比（一）**

类别	范式	性质	研究者与受试者关系	样本采集
传统医学研究	有确定的目的、方法、要求、风险、可能出现的问题、预期的研究成果	可预期	研究者—受试者	严格知情同意过程
大数据研究	未来特性和用途在签署的时候不能确认	不可预期	研究者通常不与参与者直接接触	由于数据量庞大，给知情同意工作带来困难

表1.2   **传统医学研究与大数据研究对比（二）**

	传统医学研究	大数据研究
对象	涉及活的生命个体	数据、样本、组织细胞等
信息	包含个体身份的健康信息	身份信息不可辨别、已匿名
自愿性	所有研究对象是有针对性挑选并且自愿参与，通过严格的知情同意过程	可能会包含一些非自愿参与的个体、并且未经过知情同意
伦理审查	必须经过伦理委员会审查	有些研究伦理审查可以得到豁免

  健康医疗大数据的兴起给生物医学研究范式带来变革，科学家通过数据库的深度挖掘，产生知识，再通过实验进行验证。高通量的数据对于生物医学的发展至关重要。收集更多的样本，并且实现样本跨平台共享成为研究者们的共同需求。然而作为样本主体的参与者却在范式变革之后更为"被动"。由于数据量庞大，一一获取参与者的知情同意耗时耗力，成为数据研究者放弃知情同意原则的理由。

  知情同意原则的施行还面临如下困难：（1）知情同意原则要求准确描述研究相关的目的、方法、风险、研究预期成果等，但研究者并不能准确预知未来研究的细节，因而也不能为公民提供符合知情同意原则的研究信息。（2）很多已存储样本是在非标准的情况下采集的，甚至未经过知情同意过程。收集样本和样本使用之间存在时间差，这种时间差使得重新联系样本所有者变得不切实际，给补充或再次获取样本所有者的知情同意带来困难。（3）知情同意作为医生—患者，研究者—受试者之间的契约，规范双方间的责任和义务。在生物样本数据库的语境中，研究者协助参与者知情，并签订同意契约。然而，研究者并不是数据的最终使用者，由于样本库研究的特殊性，数据可能在多平台、多地区共享，出现了多方使用者的局面。原有的医生对患者直接负责的双边关系被打破，知情同意在维护参与者权益方面也受到质疑。（4）与临床治疗和研究不同，大数据研究给身体带来的风险较小。参与者面临的风险主要是隐私问题，但生物样本数据库中存储的数据量庞大，可以在最大程度上减少单个样本造成的影响。此外，对于包含所有者身份信息的数据，会在可识别变量去除后公开；因而很多研究者认为是否获取参与者的知情同意并不重要，所耗费的人力、物力会阻碍研究的进展。

此外，生物样本数据库中所储存的生物组织样本包含所有者的基因信息，而基因信息是与其家庭成员共享的，所以参与生物样本数据库所带来的隐私泄露风险也会危及家庭成员。知情同意仅需要参与者独立做出决定，并不需要征询其家庭成员的知情同意，但其家庭成员同样面临风险。知情同意维护了参与者自主选择的权利，但其家庭成员知情同意权利被"剥夺"，在不知情的情况下"被动"参与到生物样本数据库中。

总之，由于特定同意在健康医疗大数据时代的践行需要大量人力和物力，并且无法给予参与者充分的知情信息，因此很多学者认为应当降低研究参与的标准，采用更宽松的知情同意标准，即宽泛同意模式。与特定同意不同，在宽泛同意模式中，参与者将数据和样本授予未来研究使用，虽然参与者可能因此面临隐私泄露的风险，但并不意味着宽泛同意是对知情同意原则的背离。

宽泛同意是指介于具体同意和免除同意之间，指在临床诊疗或某一特定、具体的研究过程中，研究者出于对未来研究的考虑，事先有计划额外采集/保留/储存剩余或部分生物标本或数据，采集时获得参与者的知情同意，告知参与者其样本或数据可能被用于未来特定研究，并且不需要再次征求参与者知情同意。宽泛同意给予了参与者事先知道其样本和数据用于未来研究的机会，且参与者也有权利自主作出是否继续参加的决定，保障随时退出的权利，在开展研究后，有重大信息变化的，参与者/受试者也有知情的权利。

当前国际、国内的诸多法律与伦理指导原则都认同并赋予宽泛同意以合法、合理地位。世界医学会在 2013 年最新修订的《赫尔辛基宣言》中明确指出，"对于使用可识别的人体材料或数据的医学研究……当获得此类研究的知情同意不可能或不可行时，研究可在伦理委员会审查批准后免除知情同意"。在国际范围内，欧盟 2018 年修订的《一般数据保护条例》、美国 2017 年修订的《人体研究参与者保护通用法则》确立了医学研究中宽泛同意的法律地位，明确规定宽泛同意可以成为具体同意不可行时的替代选择，对宽泛同意的实施做了详细规定，即有着较为细致、全面的宽泛同意制度安排，有助于涉及人的生物医学研究中更好地二次利用生物样本和信息数据，促进创新给人类带来的福祉。

宽泛同意模式赋予了研究者更多自由，可以最大限度地收集样本和数据用于研究：一方面，宽泛同意并不需要研究者提供相关研究的具体信息，因而可以对不可预见的研究授权；另一方面，宽泛同意简化知情同意程序，可以满足大数据时代数据量大、涉及范围广的要求。

宽泛同意过程中，研究者具有双重道德责任：一方面，研究者有尊重参与者自主选择权，向其提供充足、可理解信息的道德责任；另一方面，研究者保护公民数据隐私，确保第三方在使用过程中不会获取参与者信息。参与者具有三方面责任：第一，对自己隐私安全负责，决策结果会对自身产生影响。第二，参与者"自主选择"的结果可能会给家族其他成员造成影响。诺帕斯指出，DNA 是所有人类共有（也是基因图谱绘制的"共同基因"），也是人与人之间的区分（Knoppers，2007）。基因信息将个体与其家庭、种族相连接。所以，基因信息泄露不仅会对参与者产生风险，也会波及参与者的亲人。

宽泛同意中参与者的道德责任由"对己负责"转化为"对己负责"和"对他人负责"。参与者决定结果会对家族内其他成员造成影响，他们相当于"被同意"加入生物样本数据库，知情同意权被剥夺。参与者通过知情同意作出参与生物样本数据库的决定，参与者的样本和数据被第三方通过网络平台共享，在此过程中基因数据泄露带来的问题能够对参与者所属的家族成员带来直接影响。以生物样本数据库作为中介，参与者的个人决定不再仅仅影响自身，而对其家族带来同样影响。例如，通过对参与者的基因检测，发现其家族容易罹患精神分裂症，如果保险公司获得这一信息，可能会尽量避免雇用该家族成员。而家族成员可能在不知情的情况下，被动纳入样本数据库，面临未知风险。

五　小结

通过以上梳理可知，自主性与知情同意原则的确立有密切关系。历史上医患关系经历了长久的"惠益模式"，医生代替患者做出决定。直到 19 世纪人体试验兴起，医生兼具试验者身份，受试者（患者）的自主选择权才被医学伦理界重视。第二次世界大战期间纳粹医生违背受试者自主意志，进行惨绝人寰的人体试验，知情同意原则通过《纽伦堡法典》得以确立。20 世纪 70 年代的《贝尔蒙特报告》标志着医患关系开始由"惠益模式"向尊重患者自主性转变。伴随大数据研究的兴起，宽泛同意模式出现。宽泛同意满足大数据研究样本需求量大、存储时间长的要求，但宽泛同意模式也引发争议。宽泛同意反对者认为，宽泛同意将科学与社会作为首要价值主体，违背了知情同意原则。对于知情同意来说，首要价值主体为个体权利，支持的原则为自主、保密权和个体信任。对于宽泛同意来说，科学和社会是首要价值主体，获取同意方式的便捷和统一是首要标准。对生物样本数据库宽泛同意的辩护，有必要从自主性角度入手。

第二节　自主性原则的理论基础及危机

尊重参与者自主性的实质是尊重个体的独特价值和自治权利。自主性通常从两种角度得到辩护：第一种，本体论维度将自主性视为人的属性，也是道德的基础，代表有康德学说、自治理论；第二种，认为自主性是人的权利。该理论认为尽管人类通常可以在基本诉求、福祉、伤害的形式上达成一致，但是人们在自己诉求方面的价值观千差万别，因而个人有自我决断的权利，代表有功利主义、霍布斯社会契约论。

一　霍布斯社会契约理论

在政治学中，"同意"概念的产生是以权利为基础的。正如唐赫佐（Don Herzog）所说，"同意"思想对于我们的想象有不可思议的抓取力量。它提供了可能是唯一的可以塑造我们法律、社会、道德和政策的范式（Herzog，1989）。

"同意"思想最早可以追溯到《克里托篇》苏格拉底对有关三个同意问题的阐释（Colby，1993）。《克里托篇》的以下情境会涉及同意的问题。当克里托恳求苏格拉底帮助其越狱，苏格拉底考虑他应当或者不应当试图在雅典人不知情的情况下逃离监狱。最终，苏格拉底将默认同意作为政治义务的基础。他通过雅典法律指出，"不喜欢我们和城市的任何人，想移民到其他城市的人，可以去任何想去的地方，并保有其财产"。但是苏格拉底相信拥有这种自由需要"他对我们如何主持公正和管理国家的方式有一定的了解和经验，并且签订了一个契约——他同意做我们让他做的所有事情"（Plato，1903）。

在雅典时期，公民概念不仅关乎政治共同体赋予的权利，更是公民对自己的身份和政治角色以及由此而来的政治义务的认知，深刻影响着他们与社会之间关系的看法以及他们的政治取向。"公民权"建立在公民通过践行公民美德的基础上，例如通过智慧、公正和勇气等来提升自己的生活质量。

17 世纪霍布斯"社会契约论"探讨了同意的哲学意义。霍布斯将我们与行为的关系同我们与财产的关系相连。当财产属于某个个体时，称为"所有者"，同样当某种行为属于某个个体时，霍布斯称其为"作者"（author）。然而，霍布斯并不认为行为本身是成为"作者"的必要或充分条件。个体可能会成为他人行为的"作者"，因为某种行为可以通过"同意"的方式和"作者"分离。"同意"可以让个体的某一行动"归属"给他人。霍布斯认为作者，而不是行动者，对此行为负责。"当行动者按照作者的命令作出违反自然律的行为，如果他有遵从作者的义务，那么，作者就违背了自然律，因为尽管此行为违背自然律，但该行为不属于行动者。"（Hobbes，1946）

皮特金指出，霍布斯不仅让个体成为他人行动的作者，也产生了对特权和责任的重新分配。通过授予同意，作者将履行某一行动的特权转让给行动者。与此同时，他也获得相应的责任（Pitkin，1972）。

用"霍布斯式"的契约论观点看生物样本数据库中的权利转移，可以假定在自然状态中，公民具有相同的自由权利，用自己的力量保全生命。但由于普通公民不具备生物医学的专业知识，为了避免忍受疾病带来的痛苦，推进医学发展，公民与权威"研究者"建立社会契约，将自己的样本纳入生物样本数据库。公民参与到生物样本数据库之后，不仅推进生物医学的发展，也成为"参与者群体"中的一员。

有学者认为知情同意是一种"共同做决定的过程"（Meisel & Kuczesiski，1996）。这其中有"合作关系"的意味，在认可参与者自主性的同时，也承认研究者作为生物样本数据库"管理者"的地位。同意被视为"对某项干预共同达成一致"，是参与者与研究者共同做出的决定，这也产生了一种契约关系，要求双方都尊重这个协议，任何一方都不可以不负责任地随意退出。

通过签订"社会契约"，所有公民自主地授权给作为"权威"的研究者，研究者维护个体利益，因而公民的自主性得到维护。公民授权对象为研究者，而非特定研究。因为每一名公民都是"作者"，因而研究者不能做伤害公民的事情，也不能违背公正原则。① 但是在生物样本数据库的语境中，这种"契约观点"可能会面临挑战，因为给予同意个体可以随时退出数据库并且这种行为也具有正当性。

二　自治理论

自治理论的代表人物为比彻姆（Beauchamp）和邱卓斯（Childress）。他们在阐述个人自主性之时，将其同独立城邦的自治（self-rule）相比对。独立城邦自治意味着某一地区的居民反对任何来自非该群体的权威在其政治和法律的干预，并且该群体拥有自主制定和执行法律法规的自治权利。当行动者（agency）作出类似独立城邦自治的声明时，意味着行动者否认其他任何人有权威可以控制他的行动，自主的行动者践行自我意志、自我立法、自我律控、自行决定和自我管理；这种做法与独立的政府通过制定法律管理领土相类似（Beauchamp & Childress，1998）。

行动者在行动的时候，除了行动者自身，其他任何东西和人都不能代替行动者做出行动。行动者自身赋予了行动的力量。这也意味着，首先，每一个人都是行动者，并且他通过自己的努力做出行动是正确的；其次，

---

① 此处参照霍布斯"每一个个体都是作者，因而，君主不能伤害任何个体，不能被指控为不公正"Hobbes T.，1651/1958，*Leviathan*，The Liberal Arts Press，New York

他对于如何行动的自我判断和认定也是具有权威性的，自主的主体构成了自己王国；最后，不被其他人的干涉所控制，或者特定的限制。例如，医生强迫一名耶和华见证人（Jehovah's witness）接受输血治疗，很显然损害了患者的自主性。

保证公民的自我决定能力有两个不可缺少的要素，一是公民对信息有着完全的、实质的了解；二是免遭外界因素的影响和控制。在此基础上，公民根据个人意愿进行自治授权。但是现实中，这两个因素很难得到彻底满足。从这个意义上讲，由于受外部和内部因素制约，个人完全自治很难达到。因为个人自治表达的是一种原子式的、独立的个体，而在现实社会中，人与人紧密相连，独立于社会、完全不受社会影响显然很难。

在生物样本数据库中，从个人自治的角度来理解自主性受到很多方面的限制。从外部因素来说，在一些文化语境中，医疗传统就是样本研究者和亲属替公民作出决定，无视本地文化语境推行①"个体自治"显然不可取；而从内部因素来说，仅复杂的医学名词可能就会让很多"门外人"患者望而却步，而美其名曰的自由选择实则潜移默化受到医生的影响。此外在特殊情况下，公民由于身体或精神因素造成不具备或缺失个人自治行为能力，只能由家人代其作出接受治疗的决定。

三　康德对自主性的辩护

在康德的伦理学精神中，不管自主性是否是善的，我们都当敬畏自主性。康德的自由包括整体道德律令自由和个体行为自由。在前一种纯粹理性领域中，人受制于自然法则中的因果规律，没有自由可言；在后一种实践理性领域，人出于自身的内在必然自己选择自己的生活，个体是自由的。

在康德那里，与其说是"人的自由"，不如说是"意志的自由"，道德价值不是由行为发生的特定环境决定，也不是由行为导致的结果决定，而仅仅存在于行为本身，听从自己的意志。因此，只有当个体因为道德责任

---

① 耶和华见证人于1870年代末，由查尔斯·泰兹·罗素（Charles Taze Russell）在美国发起的圣经信仰，规定禁戒血，包括不食用血或没放血的肉，不献血也不接受异体全血输血。因而耶和华见证人非常支持相对安全的不输血疗法。

本身而非外在目的采取的行动，才是"自主"的行动。自主性就是理性的自我主宰，摆脱外界控制的过程。

依据康德的观点，每个个体都是理性和自主的，这样，个体就被赋予了作为影响自己生命的决定的权利，也要求医学治疗和研究必须获得知情同意。家长式的作风在康德那里就得不到辩护，因为参与者有权利对自己的样本做出选择，无论对她的未来造成怎样的影响。

知情同意的相关文献经常会引用康德义务论来建立医生尊重自主性的义务。多纳加对于知情同意必要性的辩护体现了这种康德式方法，他认为，我们应当尊重每个个体，并且人有权利追求自己的幸福，他人无权干预，即使这种干预对他有利（Donagan，1988）。

在康德看来，个人根据理性做出自我判断，道德来源于理性。但是在知情同意决策中，参与者做出的决策可能会受到情感、病痛、周围环境的影响，完全的理性判断过于超然现实。并且，研究者—参与者需要建立起互相信任的依赖关系，这种关系是否能与道德责任等同，康德没有提供答案。

四　功利主义的自主性

功利主义（utilitarianism）认为自主性可以让主体利益最大化。依据主要为以下两类：其一，自治（self-rule）是幸福人生的核心，因为可以增加自我认同感，在我们做道德决定的时候更加值得赞赏，自主性可以实现主体幸福最大化；其二，只有个人了解其自身幸福，并且允许其根据自己的认识来行动，才能满足其对幸福的追求。这两种思想无疑都认为自主性与幸福感是紧密相连的，并且关注的是医疗行为的后果（幸福），而非个人动机或行为性质。

功利主义以行为的实用性作为伦理测量标准，最佳的伦理选择是能实现善益或幸福。但是，如果完全由患者自主决定，是否就能保证患者利益的最大化呢？至少在一些重大和复杂的决定上，如果完全任由患者自主决定，那么一旦决定失误，患者将不得不对自己的决定负全部责任，并且可能付出惨重代价，这种代价可能是永久性的甚至威胁生命的。健康与否会直接影响一个人的幸福感，而自主性权益的增加是无法与之相提并论的。但是从另一角度来看，理性自主性所声称知情同意和自主性的原则与收益原则相冲突、替代的观点也是荒谬的，知情同意或者自主性选择可以让一个公民做出符合自己理想的选择，从而生活得更好。

在生物样本数据库知情同意过程中，当公民在做是否参与的决定时，研究者不应当作为"局外人"完全不干预公民的决策，因为知情同意过程是研究者与参与者沟通与合作的过程，公民做出的决策是在充分参考研究者意见之后做出的决定。研究者的提醒和建议不是对公民自主性的干预，而是在尊重公民自主选择权的基础上协助公民做出利益最大化的决策。

但功利主义面临两方面问题：第一，个人行动结果很难预测，并且由于涟漪效应（Ripple Effect），这个行动究竟持续多久、实际效果如何不能预测；第二，如果从大多数利益出发，很有可能会造成"多数人的暴政"（Trranny of the Majority）。例如，A 有地中海贫血遗传基因，按照功利主义的标准，A 应当参与生物样本数据库，以挽救更多人的生命。

对此，密尔认为，人们既可以尊重自治，也可以满足大多数人收益，"名副其实的自由"，不是强迫痛苦的"益他"，而是在自愿的"益己"中，用"个人的方式"去追求"个人利益"，而前提是不能"剥夺他人利益"，从这里可以看出，密尔认为个人可以对如何通过行动来促进人类发展而作出判断。在这种行动中，自我决定尤其重要，是"颇为主要的因素"（Mill，1993）。

以上霍布斯契约理论、自治理论、康德以及功利主义理论都为自主性进行了辩护。尽管不同学派对自主性的理解和定义存在分歧，但都肯定自主性强调个体独立、自由、理性和责任，尊重个人自治可以增加个人福祉。即使个人自由作出的决定和第三方人员确定的客观福祉格格不入，最终要尊重个体的意愿与自由。

通过对自主性原则理论基础的分析，可以看出自主性原则建立在以下两个假设之上：

（1）所有人都有自治的权利。实际上，主体不是自由的，因为主体都处在与他人的关系之中，不可能完全自主行动，而是按照他者的要求来行动。所以，这种自由是"被动的自由"。这种被动性是作为主动性得以可能的前提出现的，完全超越了主动与被动的对立（郭菁，2021）。主体在这种被动的结构中，所有的行动都是被动实现的，没有完全的自由。

（2）所有人都有自由选择的能力。但并不是所有人具备自主选择的能力，例如未成年人、因疾病导致缺乏自主判断能力的人群无法做出自主选择。在生物医学研究中获取主体知情同意时，可能会出现与知情同意原则"偏差"的情况，根据实际需要调整知情同意的相关标准。例如，允许未成年人由家长代理同意，允许不获取重症患者知情同意的情况下紧急抢救等。家长主义在特定条件下比尊重自主性更能得到辩护。

如果将自主性原则放置于生物样本数据库情境下会产生很多困境。

第一，生物样本数据库需要收集大批量的数据和样本，并且大多来自于某一特定群体，例如冰岛 deCODE 样本库需要收集所有冰岛国民的样本数据。如果按照知情同意原则，充分尊重每一名国民的自主性，量身打造适合其教育程度、文化背景、年龄的知情同意书，无疑需要大量成本。对于生物样本数据库来说，规范化、标准化的知情同意过程更加适用。

第二，参与者自主作出的选择会影响其家族。因为个体的基因信息与家族成员共享，所以家族成员会面临与参与者同样的风险。这无疑违背了自主性原则的初衷，对一部分人自主性的尊重造成了另一部分人的"不自主"，既违背了自我王国的"自治"理论，也违背了康德的自由意志理论。因而，在生物样本数据库中，个体独立做决策可能并不适用。

第三，生物样本数据库不能向参与者提供未来研究的详细信息，这无疑不利于参与者做出"理性的""利益最大化"的决定。如果研究者过度强调未来研究的风险性和不可控性，将不利于招募更多的参与者。如何让参与者对未来不确定的、具有潜在风险的研究授权，是生物样本数据库知情同意的重要问题。

由此可见，如果对自主权赋予过多权重，对大数据时代的生物医学研究将会产生不成比例的影响，并且对于自主权的尊重在规范上要求更高，知情同意实践并不能总是满足自主性，所以自主性不应当成为衡量是否满足知情同意原则的唯一标准。那么，是否有伦理准则可以作为不同情境下的知情同意决策的衡量标准呢？奥尼尔认为，不欺骗或不被强迫应当成为知情同意更为本质的内核（O'Neil，2003）。他将"同意"看作是一种命题行为，同意主体仅对某一特定事项作出同意授权。但这也将产生矛盾，如果主体对 A 授权，A 与 B 有因果关系，对 A 授权导致对 B 的授权。主体在不自知的情形下对 B 授权，为避免以上矛盾，主体需要获得充足的信息，以保证了解所有可能的情况，所有可能出现的误解。但是很显然，主体不可能获取这样充足的信息，所需要提供的信息无穷无尽，并且过多信息也会造成主体的"知情疲惫"。因此，向主体提供大量的、细节性的信息并不能保证主体能够做出理性决策。奥尼尔认为，获取同意的目的应当是避免欺骗或强迫，而非给主体提供大量的、具体的信息（O'Neil，2003）。

第三节 行善原则的辩护及建构

正如上一节所表明的，知情同意原则揭示了个人的不受干预的自主决策的权利，然而，在知情同意原则施行过程中，应当如何有效的践行这一原则则需要进一步的探索。而这一"适宜"的知情同意制度也体现了在健康医疗大数据时代来自不同道德共同体的人们能够接受的合作。但这里存在着一个根本性的冲突，即尊重人的自由与争取最大共同利益之间的不同，这一不同在知情同意原则践行过程中不断体现出来，对于参与者来说，对于一些若干年前收集的、数量庞大的生物医学数据，出于对他们的尊重，研究者应当再次获取数据主体的特定同意。但如果参与者出于对行善的考虑，在"不伤害"数据主体隐私的情况下，如果数据使用具有较大科学价值，那么可以选择放弃数据二次使用时的自主决定权利。

一 行善原则的辩护

正如上一节所表明的，在知情同意践行过程中，充分遵循自主性原则存在很大的限制与挑战，因而，理性的个体只有在确立一种符合"俗世"道德意志的基础上，而不是某种理性论证的基础上，才能将知情同意践行中的冲突及不合时宜解决。这种知情同意制度的构建需要尊重特有的时代发展需求、文化历史背景以及具有道德权威。知情同意成为一种具体经验知识的命题，通过主体的相互同意构建出的一种具体的道德过程，这一过程遵循的是共同的协商和具体的道德实践过程中相互尊重的原则。

康德认为，人们无法不含矛盾地意愿抛弃我所称的行善原则，这里所包含的矛盾是意愿上的矛盾，这种矛盾是意志性的，而不是逻辑性的（康德，2005）。康德对行善的辩护是建立在其断言人们无法协调一致地意愿不去尊重行善原则（恩格尔·哈特，2006）。所以行善义务是善意的义务而不是严格的义务，因此尽管每个人都可以协调一致地设想行善原则为一条普遍的自然律，但并不能将行善作为自然律而到处适用。

在开展后面的论证前，我们首先假设，将宽泛同意看作是一种行善行为，这个假设不难理解，通过一次性授权，研究者可以在未来将数据用于多种研究，推动新治疗方法和新药的研发，对于不同的道德共同体而言，这无疑都能得到辩护。按照康德的观点来看待问题，人们可以协调一致地认为在参与者自愿放弃作为义务的自由的前提下，让处理者自由进行数据的二次使用，这种使用是善意的，因为一种知情同意模式只有通过承诺人们能够从中得到好处才能得到辩护，对于违背人类自由选择这种"应当"的处罚不应该是强制的威胁和罪恶感，而是对于共同善的追求。在寻求宽泛同意存在的合理性及如何建构时，我们必须理解为什么研究者可以获得数据使用的一次性授权，而不需要获取参与者的再次同意。在实践中，人们已经确立了尊重数据主体自主性的基础，但对于行善原则的追求并未确立。研究者怎样的数据处理方式是履行了行善的职责呢？例如，对将样本捐赠给数据库的罕见病参与者提供免费的治疗吗？优先将开发的药物分配给数据库参与者吗？行善原则是宽泛同意的道德基础，所以我们必须给健康医疗大数据研究过程中的行善寻求一种道德辩护。

道德行动的目标是获得善和避免恶，然而，我们没有一个客观的、具体的标准来衡量善恶。结果是：

（1）一方面，不存在一般的充满内容的行善原则可让人诉诸。

（2）另一方面，不关心行善的行动在下述意义上是应受责备的：这种行动者把自己置于任何具体的、充满内容的道德共同体的境遇之外。这种行动使人们脱离了行善要求。特别是，作恶乃是对行善约束的摒弃。但如果一个人基于自己的具体的善恶观而摒弃某些具体的行善规则，这个人只是在那个具体的共同体内丧失了对于行善的要求权；在这种情况下，他仍然有理由请求得到怜悯（慈善）。反对行善的行动构成了道德上的不适当性。它们是在反对适合于道德生活的内容。①

---

① ［美］恩格尔·哈特著：《生命伦理学基础》，范瑞平译，北京大学出版社2006年版，第125页。

从上可知，对于生物医学研究中健康医疗数据使用中的行善原则：

（1）暗含的契约：行善原则的内容是通过一个共同体获得的，比如行业协会、实验室、大学，乃至医院科室内部，这个共同体内部对于善恶有共同的看法。

（2）明确的契约：行善的内容可以在明确的知情同意中得到确立，而这种行善义务的内容是建立在尊重自主性之上的。

二　行善原则的建构

对于行善原则而言，最根本在于追求"好处"和避免"坏处"，而这种"好处"和"坏处"在多元社会中存在不同的观点，怎样才是行善，最终还需要诉诸"同意"来解决，所以从这个角度而言，自由原则是优先于行善原则的，尊重自由是人们达成共识、协调一致所必要的前提条件。康德的道德律肯定了自由的基本价值，但也因此可以得出"人们可以自由决定如何停止自己的自由"，换句话说，人们可以自由解脱对自己的义务。如果获得参与者知情同意是对参与者自由的尊重，那么当参与者自愿放弃这种自由，签署了宽泛同意书，允许处理者不限制目的地二次使用数据，他可以在不经同意的对待参与者的这种限制内进行行动，正如上面所说，在这种情况下，行善不是一种严格的义务，而是一种善意的义务。

行善原则要求研究者能够善意地使用数据，但它不能具体规定出怎样算是善意地使用数据，即行善的内容。那么，这样也提醒我们，在医疗社会中，只有多方主体都同意研究者应当不去买卖包含参与者身份信息的数据，那么研究者的这种行善职责就具有实质性。在这种情况下，如果一个处理者违背了这项原则，买卖了数据，那么就可以正当地撤除之前的同意契约。

那么从参与者角度来说，行善原则能说明什么呢？如果一名罕见病患者通过签署宽泛同意书将自己的基因信息和生活习惯信息捐赠给生物样本数据库，用以开发新的药物和治疗方法，让未来的患者可以受益，无疑是行善的行为。怎样才能决定行善是一种义务，而不仅仅是一种值得称赞的行为呢？这就必须要确立：这些义务的范围；权威性（即要求是这一种而不是那一种行善观点的权威性）。

行善原则建构的基础是相互了解，在宽泛同意的语境中，这种行善关系是契约性的，在以家庭、社区、国家、民族所构建的共同体中，人们形成了一种网络式的承诺关系，这些承诺支撑着一种互相理解的道德结构。公民实质上同意加入一个道德共同体中，设想共同体 A 国认为，公民的个人隐私是非常重要的，法律严格禁止宽泛同意，要求任何使用敏感个人信息的情形都必须获得公民具体的、单独的同意。但是当 A 国的科学家到了 B 国发现，B 国认为基因研究对于整个国家公民的健康非常重要，因而通过"opt out"（退出）的方式收集了所有公民的样本和个人信息。A 国科学家大为震惊，共同体 B 国做错了吗？在无须获得公民单独同意的情况下再次使用样本和数据的做法是错误的吗？

以上案例反映了这样一个事实：不同的道德共同体拥有不同的对于最大利益的判断预设。A 国共同体认为公民的自由选择至高无上，自由地表达同意就是最高的"善"，B 国共同体认为公民的健康是最大利益。因而，我们在构建行善原则的时候，应当秉承"对别人去做别人认为的好事"这样的格言，除非（1）所说的好事是一种伤害，或（2）提供这一好处在某种意义上是错误的。因而，知情同意原则也禁止人们对别人做他们认为正确的事情——这也是家长主义的根源。

但在这里要指出的是，不同的道德共同体也在尝试跨越差异，为寻找共同的道德内容而努力。对于自由原则和行善原则，都没有详细地规定应当追求怎样的善的问题，那么，这种共同的道德内容只有在具体的道德共同体的境遇中才有具体的道德意义。自由原则是一种优先的、基础的原则，是所有共同体的界限。但每一位公民可以自由决定追求自己单独的善。如果这名公民将样本和数据通过宽泛同意捐赠给国家的数据库，那么他就将自己纳入一个新的共同体中，作为生物样本数据库中的一员，他有权利给数据库中的"行善"赋予以具体的内容。

三　对不给予宽泛同意行为的理解

对于同意获取后，健康医疗数据共享使用的规范，当前已有诸多法律作为强制性制裁手段，比如中国《个人隐私保护法》，欧盟《通用数据保护条例》等。而通过道德进行制裁必须能够得到辩护，即别人滥用我的数据进行牟利是错误的，或者，当我说别人是错误的或者该受责备时。知情同意原则是道德共同体中的基本组成部分，如果背弃知情同意原则，那么就丧失了在道德共同体内部商谈的基础。知情同意原则表明不应当仅仅将参与者当成工具，只有征得其同意才可以利用他人，所以知情同意原则衍生出知情同意程序。但行善原则并不是统一的、连贯化的社会的基础，而是人们去追求的道德目标。那么，行善原则的问题在于，在参与者签署了宽泛知情同意书，将决定权转交给处理者之后，作为研究者，在什么程度下使用参与者数据或样本去追求自己的目标所得到的好处可以处于一种优势呢？

对于知情同意而言，可以通过一定的程序化设计，比如伦理委员会的审查、相关法律的规定，来建立起权威与秩序，达到尊重受试者的目的，但对于行善原则来说，与"我为什么要签署知情同意书"不同，"我为什么要放弃我的数据二次使用的同意权利"的回答则要困难很多。我们只能回答说：如果你不授予宽泛同意，我们将不能肯定可以称作行善王国或行善共同体的可能性。但道德无法产生类似于法律的制裁，因而当参与者不愿意授予宽泛同意时，也应当充分尊重参与者的自由。因为，行善与不作恶不同，不授予宽泛同意仅是一种不行善，而不是一种作恶，因而也无须因此而受到苛责，至多是他脱离了行善共同体。

行善道德共同体成员具有共同体对良好生活和道德实践的理解，其成员以道德朋友的身份相遇，对公平、正义、共同体等有相同的看法，但对于所行的善肯定有不同的理解，有的人认为宽泛同意不过是一项随意的承诺，有的人认为是为了达成国民健康目的而做的交换式的政治承诺。而这一基于"宽泛同意"构建的行善道德共同体，与以往传统的共同体也有区别，通过共同成员的"实践"与"形塑"，将被赋予新的意义。

第二章 大数据与宽泛同意的伦理建构

大数据时代的个人医疗健康信息在不断产生、流动和转化，构成了一条"数据生态链"，个人与数据控制者处于各种静态与动态的伦理关系中。对于参与者来说，如果将数据控制者对于个人信息保护视为一种"消极防御"，那么"宽泛同意"则是一种积极建构。宽泛同意过程作为一道"闸口"，把控个人数据的收集、利用、转化、转移的"全生命周期"安全。尽管宽泛同意在实践中得到普遍使用，在学界依然受到较多质疑，尤其是在大数据聚合，技术挖掘推动，产生影响不可预期的背景下，这种授权在个人自决和程序上是否具有正当性是其所受质疑的焦点。宽泛同意是否与知情同意原则背离，在大数据时代是否被赋予了新的内涵和解释路径，仍然需要探讨。本章将试图厘清围绕宽泛同意的伦理争论，结合大数据发展的背景，构建伦理解释框架，为宽泛同意付诸实践寻找符合伦理的进路。

第一节 宽泛同意的概念及道德基础

一 宽泛同意的概念和要素

宽泛同意通常应用于对可识别个人信息和可识别样本的存储、保存和研究的二次使用中。研究的二次使用指的是研究使用了获取样本和数据时目的并非研究或者并非本研究的样本和数据（Office for Human Research Protections，2019）。宽泛同意并不是知情同意的"豁免"，而是知情同意的一种替代。

宽泛同意需要满足与知情同意同等的以下要求：（1）同意需从参与者或参与者的代理人处获得；（2）在同意过程中，参与者的决策应当是"自主"做出，尽量避免胁迫，或受影响作出；（3）使用可理解的语言；（4）提供可做出合理、知情决策的信息，如果存在疑问可以获得解答；（5）避免采用转责型（exculpatroy）语言（Office for Human Research Protections，2019）。宽泛同意也需要特定目的知情同意中的四个要素：（1）对于风险的描述；（2）对于受益的描述；（3）采取的保密措施；（4）随时退出的权利；（5）是否涉及商业利益。（Department of Health and Human Services，2019）

参照美国 Common Rule 的相关规定，宽泛同意必须包含以下内容：第一，同意必须包含对于研究类型的描述，参与者必须对所要参加研究的类型有一定认知，由于大数据时代研究的特殊性，对于研究类型的界定可以较为"宽泛"；第二，研究必须包含对是否使用可识别个人信息或可识别样本的描述，是否会将样本和数据共享给第三方；第三，必须包含数据和样本存储的时间以及用于科学研究的时间，可能是无限期；第四，如果无法提供未来可能研究的详细信息，则必须包含一份声明，告知受试者或其法定授权代表可以选择不同意其中一些特定研究的可行性；第五，同意书必须包括不向受试者披露临床相关研究成果的声明；第六，必须提供可以为参与者提供存储和使用数据或生物样本方面权利问题以及有关伤害等问题解答者的联系方式。

与特定同意相比，宽泛同意具有以下特征：

第一，授权的宽度和广度发生了变化。宽泛同意使得"一次性"的特定目的同意拓展到广泛许可使用的持续性同意。特定同意以人体试验为对象，注重强调对受试者身体的保护，并通过不伤害原则、自主性原则等原则，调整与之相关事项。换言之，特定同意以"身体"作为同意的中心，参与者需要将身体的健康和安全的决定权转移给研究者。然而，在健康医疗大数据时代，研究通常不以物理的身体作为研究对象，而只是通过获取与参与者医疗、健康相关数据信息来满足研究的需要，同时，研究者从参与者那里获取了数据和样本的使用权，并不排斥与其他研究者同步取得这些样本和数据的使用权，从而可以实现对同一数据或样本的多元研究和高效利用。

第二，同意内容发生重大变化。在特定同意模式中，同意的内容是针对特定的某一个研究，然而，在健康医疗大数据时代，由于数据本身的无形性和可复制性，对于数据的共享和使用十分普遍，数据是在流通和利益中不断产生价值，因此，如何充分发挥出数据的潜能，也对知情同意提出挑战。被许可人可以通过生物医学数字平台"多方安全隐私计算"的方式来实现对数据的有效利用，并且不会对数据主体的隐私造成威胁。共享成为数字时代一种更为流行和普遍接受的观念，而宽泛同意的出现，符合了这一趋势。

表2.1　　　　**大数据时代知情同意和宽泛同意条件、结果对比**

同意类型	条件	结果
特定同意	（1）每次新研究需要使用样本都要重新获取参与者的知情同意 （2）需要提供相关研究的详细信息，包括研究目的、基本研究内容、流程、研究者基本信息等 （3）需要提供纸版的研究信息 （4）可以随时退出研究	（1）样本和数据只能由特定研究者使用，不能共享 （2）对科学促进作用减小，对未来患者收益减小 （3）需要为重新与参与者取得联系投入人力和物力 （4）参与者面临风险较小
宽泛同意	（1）仅在收集样本时获取参与者的知情同意 （2）不需要提供相关研究的详细信息，包括研究目的、基本研究内容、流程、研究者基本信息等 （3）通过申请，参与者可以获取样本后续使用情况的信息 （4）可以随时退出	（1）样本和数据可以通过网络平台共享 （2）对科学研究有促进作用，也会对未来患者带来收益 （3）不需要为重新与参与者取得联系而浪费人力、物力 （4）参与者面临风险较大

第三，对同意内容的规制日益重要。健康医疗大数据时代对于数据的渴求很容易造成"空白同意"的泛滥，这也对参与者权益的保护造成重大挑战。宽泛同意的内容和条款的重要性也大幅增加，例如，针对某一项研究参与者不可能具体的提出变更和修改意见，并且这些条款的内容往往专业性和技术性很强，一些参与者也会有"以隐私换便利"的心态。因此，如何让宽泛同意的格式条款更加公平、合理，如何准确认定其适用于数据

主体权益保护的效力，也成为健康医疗大数据时代需要解决的重要问题。因而，健康医疗大数据时代生物医学研究的宽泛同意比传统生物医学研究中知情同意对于同意内容的规范更应当受到重视。

总之，在健康医疗大数据时代，知情同意授权的宽度和广度，同意的内容等发生了变化，同意规则也应当随之发展，而宽泛同意适合大数据时代的特殊情境，尤其是在价值取向上是以促进数据的流通和使用作为导向，这也使得宽泛同意在大数据时代发挥重要功能。

二 宽泛同意的道德基础

上文提到由于自主性在知情同意实践中的困难，知情同意需要调整标准满足实践需求。由于大数据时代生物医学研究的特殊性，知情同意的标准随之放宽，成为"宽泛同意"。宽泛同意允许公民对未来多种研究授权，这无疑"便捷"了生物医学研究，但也提出问题，怎样的宽泛同意才能在伦理上得到辩护？

比彻姆和芳登认为知情同意具备以下三个要素：意向性、理解和不受干涉（Faden & Beauchamp，1986）。比彻姆和芳登认为，这些标准既不至于"无理由的严苛"，也不至于"太宽松而没有将涉及医生和患者/受试者的所有关系包含进去"。在这三条原则都得到满足的前提下，该项行为可能满足自主性原则，然而如果其中一项或多项标准没有得到满足，这时候需要具体判断在这种特殊情况下是否已经完成了有意义的同意。按照比彻姆和邱卓思的观点，需要区分"不能满足标准"还是"不能满足证据"。与"意向性"不同，"理解"和"不受干涉"有程度上的差别，例如完全理解和部分理解之分，完全不受干涉和受到部分影响之分，因而，自主性也有程度上的差异，例如完全自主和部分自主。完全自主的行为是在完全理解和完全不受干预的基础上的有意向性的行动。

上述对知情同意的定义可以让我们更清楚理解它的道德价值。如果我们接受康德或密尔等哲学家对自主性具有内在价值的观点，理性的人拥有对自己喜好和利益判断的能力，是最适合做出自我选择的个体。那么知情同意是人们的一种基本权利。当然，人作为社会个体，所做的决定一定会受到社会各种因素的影响。根据康德或者密尔的看法，可以通过同意的社会契约来解决。① 通过同意的过程，自愿接受并清楚将来会承受的风险，知情同意的主体对自己所承受的风险负责。

需要明确的是，知情同意不是简单的告知参与者研究内容和研究方法，而应当是一种对该医疗研究的风险和效益的评估。毕竟，研究者未来研究内容会直接关系到参与者的福祉。因此，在同意过程中，最为关键的是参与者在赋权给研究者之前，根据有利原则和不伤害原则进行了理性风险受益分析，做好了应对未来风险的思想准备，同意主体在决定过程中考虑自身价值观和利益，并对自己的决定负责任。从"理解"层面看，由于大数据时代的生物医学研究充满不确定性，研究者无法提供完整、细节的研究项目的相关信息。宽泛同意需要至少告知以下几点才能在伦理上得到辩护：（1）参与者认为的对决定具有实质意义上影响的事实；（2）研究者认为具有实质意义的信息；（3）医疗专业人员的建议；（4）寻求同意的目的；（5）作为一种授权行为的同意的性质和局限性。

之所以宽泛同意对生物样本数据库参与者有重要意义，在于其赋予了参与者掌控自身医疗健康数据的权利，这项权利包括：知情谁有权利获取数据；管理机构（生物样本数据库）将采取哪些技术措施和保障手段来保证参与者的隐私权；数据共享和使用的相关规定等。在知情上述信息的基础之上，参与者可以决定是否承担风险及授予同意。从这个角度来说，宽泛同意比特定同意对参与者的自我决断力的要求更高，要求公民在知情过程中比特定同意更加谨慎的做出风险受益分析。与知情同意中一种被动的、消极的信息接受者身份不同，宽泛同意中的参与者扮演更加积极的、主动的角色，具备以下能力：

（1）参与者必须具有给予同意的能力；根据自主性原则，"给予同意的能力"具有两个维度，其一，法律上赋权于个人独立决定；其二，有能力理解和质疑据以作出决定的信息。第一个维度界定为在法律上有行为能力的人，具有独立做决定的能力；第二个维度在知情同意过程中往往受到忽视。保证参与者的自我决定能力有两个不可缺少的要素，一是参与者对信息有着完全的、实质地了解；二是免遭外界因素的影响和控制。但是现实中，这两个因素很难完全满足，从这个意义上来讲，受外部和内部因素

---

① 参见 Nir Eyal，"Informed consent"，*The Standform Encylocpedia of Philosophy*，edited by Edward N. Zalta，Fall，2012.

制约，个人完全的自治很难达到。因为个人自治表达的是一种原子式的、独立的个体，而在现实社会中，人与人紧密相连，独立于社会、完全不受社会影响显然很难。并且由于知情同意书涉及一些专业的术语、方法和假设，很多参与者由于年龄、教育程度、价值观等因素，不具备理解和质疑的能力。

（2）参与者必须自愿行动。自愿行动意味着公民的决定必须是自主选择的，不受到他人影响或者利诱。由于很多研究者兼具医生身份，患者可能因产生"治疗性误解"而加入生物样本数据库，认为捐赠样本和数据对其治疗有益，成为"伪自愿"参与。研究者应当向患者说明采集样本和数据不会让患者直接受益，避免患者产生"治疗性误解"。由于参与者的个体决定对家族成员带来影响，因而"家族同意"模式与健康医疗大数据研究更为契合。家族成员相互交流、讨论，共同评估参与的风险和受益。

（3）必须提供给参与者充分可理解的信息以便其作出明智的决定。"信息"包括治疗或研究的目的、程序、利益、风险等方面；"理解"要求使用参与者能够理解的语言向参与者介绍相关问题；"明智的决定"则指参与者在充分理解相关信息的基础上自主决定是否将样本捐赠给生物样本数据库。但是"充分可理解"在实践过程中存在困难，因为生物样本数据库无法准确提供未来的研究内容，那么对于生物样本数据库来说，确保所提供信息是真实的、不会引起参与者的误解尤为重要。由于参与者文化背景、教育水平有所差异，单一标准的知情同意书无法满足所有公民的需求，因而在知情同意过程中，应当充分发挥研究者的作用。知情同意中参与者"决策"的过程，也是研究者与参与者沟通交流的过程，参与者通过权衡风险受益，做出符合自身利益最大化的选择。

总之，完全的自主决定更像是道德上的理想境界，只要参与者作为社会中的一员，"完全的自主"就不可能存在，自主性原则仿佛变成了一个永远都不可能达到的伪标准。所以在探讨自主性时，不能以参与者是否完全自主决策作为衡量标准，而应当以参与者是否作出理性的，符合自身需求的决策作为衡量标准，决策过程也应纳入家庭成员、研究者，通过与他们磋商尽可能的收集信息。

第二节 对宽泛同意的伦理反思

　　知情同意是一种主体交往时设定伦理关系的契约行为，展现的是具有自决能力主体的意志和授权，是个体权利得到认可的产物。反观宽泛同意过程，主体不仅对数据和样本未来的使用一无所知，而且可能因为不了解研究者的意图而因此同意的决定受到操控，甚至可以说，宽泛同意增加了主体"工具化"的风险。"宽泛同意"模式的反对者认为，宽泛同意将科学和社会作为首要价值主体，获取同意方式的便捷和统一是首要标准，所以无论怎样界定"宽泛"，个体的自主性都会受到限制。这种观点认为，宽泛同意不过是打着"实用主义"之名，行维护研究者利益之实，目的在于通过优先发展科学研究，动摇人类主体的优先地位，并最终导致"不可终止的文字游戏"。

　　但另一方面，也有学者认为在健康医疗大数据研究中应当摒弃知情同意原则，大型生物样本数据库的建设通常是为了搭建几十年甚至上百年的生物医学研究平台，未来研究的细节很显然在获取样本时无法预测，这也给履行知情同意原则带来困难。所以他们认为恪守知情同意原则是"不切实际的生物医学乌托邦"（Karlsen & Solbakk，2011）。汉森等人认为，如果在样本选择过程中过分强调个体权利，仅使用重新获得知情同意的样本，可能会降低科学研究的可信度。并且如果再次获取知情同意，有关研究目的、方法和风险的过量信息可能会引发参与者不必要的顾虑，从而影响研究的进展（Hansson，2009；Otlowski，2009；Knoppers，2007）。并且在特定条件下，研究主体不具备给予同意的能力（Hansson，2009；Knoppers，2007）。从参与者角度来说，知情同意并不是次数越多越好。一些研究指出，参与者可能会出现"知情疲惫"的情况，对于被告知更多信息产生抗拒心理。例如，英国生物样本数据库在采集数据的过程中，一部分人因为不想一次又一次被联系而为宽泛同意背书（Otlowski，2009）。

　　面对主体消解为生物医学研究的"工具性"和"去个体化"对象，必须寻找主体的权利能得到维护的策略。这种策略主要表现在对"宽泛"范围的引导和在实践中伦理引导等层面。英国《数据保护法案》（*Data Pro-*

tection Act）规定"信息持有第三方应当严格按照持有目的处理信息，不得超出信息的使用范围。"① 但是如何在"范围"内处理已知和未知信息是很难界定的。对于生物样本数据库管理者来说，达到"精准"传递信息很难，因为信息在"复制"过程中不免会有错误产生。萨拉·沃森（Sara Watson）认为"所有权"以及"隐私"的概念在大数据时代已经不再适合了，对数据的"所有权"概念意味着我们可以保护数据防止他人的侵犯，但是现实情况是在大数据时代数据非常容易被复制和传播，"对数据的使用权"应该替换"所有权"。这样在使用数据过程中，对数据的权限范围才会有很清楚的界定（Waston，2013）。

针对这种观点，奥托夫斯基（Otlowski）等人提出反驳，认为知情同意原则"放宽"并非意味着主体自主性的"减弱"。维护主体的自主性并非最终目的，而是增强公民福祉的手段。他们还提出界定"宽泛"界限的标准，例如说，如果研究用的数据将会被匿名且数量较大，一一联系所有者会增加工作量，可以采取宽泛同意模式；在与疾病遗传倾向性相关的研究中，如果生物样本和数据没有完全匿名，并且有可能与主体取得联系的情况下，则必须取得主体的同意；样本库的发展在维护公民隐私的基础之上能推进生物医学的发展，那么公民就能够认可该种类型的同意模式（Hansson，2009；Otlowski，2009；Knoppers，2010）。然而，这些"界定标准"大多来自理论的推演，缺乏与生物样本数据库具体实践的结合。并且对于不同类型、不同文化背景下的生物样本数据库，这些界定标准可能

---

① 法案详情参照 Data Protection Act，1998，http：//www. legislation. gov. uk/ukpga/1998/29/contents（该网站是由国家档案馆代表英国女王政府管理的，主要负责英国法律的发布和有关法律问题的咨询等）内容规定如下 " For the purposes of subsections（2）to（4）personal data are not to be treated as processed otherwise than for research purposes merely because the data are disclosed—（a）to any person，for research purposes only，（b）to the data subject or a person acting on his behalf，（c）at the request，or with the consent，of the data subject or a person acting on his behalf，or（d）in circumstances in which the person making the disclosure has reasonable grounds for believing that the disclosure falls within paragraph（a），（b）or（c）."明确规定了公民拥有获得与自身相关的全部信息、数据的合法权利，并允许公民修正个人资料中的错误内容，除了部分涉及国家安全、商业机密或个人隐私的信息受到法律规范而不能公开。《数据保护法案》规定，政府采集与公民自身或企业有关的信息，必须遵守资料保护的法律与相关程序，尽量减少重复收集，维护资料的安全，确保信息收集行为的合法性、收集目的的正当性、收集过程的科学性、信息内容的正确性、数据的完整性和准确性。除了部分涉及国家安全、商业机密或个人隐私的信息受到法律规范而不得公开外，其它政府信息应经过系统的处理后，尽量以电子化形式予以公开。

并不完全适用。希恩认为，宽泛同意并不是开放或者空洞的知情，宽泛同意意味着对将来的研究有一个标准化、模板化的知情。这种标准化同意模式还包含伦理审查委员会对每一个特定研究计划的独立伦理审查，并且定期更新和删除数据来源者的信息。如果标准化同意中有更改，应当征求参与者二次同意。只要参与者的隐私得到保护，并且有伦理审查委员会的监督，参与者会同意生物数据库在未来使用他们捐赠的数据和样本（Sheehan，2011）。

第三节　对宽泛同意的治理

"治理"一词的英文是"governance"，是"为合作网络或者合作关系赋予意义并使其合理化的过程"（丁煌，2011）。对"宽泛同意"的治理，不仅包含着一种经验形态的治理，还包括超验形态的治理。经验形态的治理是从实体出发，比如在法律、政策等层面的治理；而超验形态"伦理即治理"则是对"宽泛同意"遇到的现实道德问题或者伦理问题进行治理，避免在伦理上的失范。

对宽泛同意超验形态的治理，是要形成社会对宽泛同意的认同，是参与者与数据库合作网络合理化的根源，体现的是对人的自主性和人的理性的尊重。而当这种治理外化为经验治理——政策或者法律时，它其中隐匿的逻辑会左右伦理或法律的施行效果。因此，宽泛同意在经验范畴中的"失范"现象，最根本的在于对宽泛同意认同和信任的危机。

医疗大数据时代如何治理宽泛同意，才能保护公民隐私安全，规避参与风险？早期很多学者认为，宽泛同意已经满足保护公民隐私的需求。例如温德尔在《英国医学杂志》中认为相关数据提供了"强有力证据证明宽泛同意是最佳选择"（Wendler，2006）。埃尔杰和卡普兰也认为，"当前数据证明研究参与者认为宽泛同意已经足够"（Elger & Caplan，2006）。即使公民数据未来可能面临隐私风险，部分学者也认为过于强调公民个体隐私不利于推进生物医学事业发展"共同利益"的实现，应当"基于整体利益最大化的考虑，简化同意程序，尽可能收集更多的样本"（Hansson & Dillner，2006）。

针对上述观点，劳伦斯认为，隐私权并没有阻碍生物样本数据库和基因科学的发展，而是这些研究给隐私权营造了一种"不真实"的色彩，基因科学的经验事实变化太快，与之相关的伦理反思滞后（Lowrance，2007）。宽泛同意倡导的"技术和法律解决一切"，保密系统和保护隐私安全的法规可以一劳永逸的解决所有问题，造成的后果就是生物医学伦理为了迎合科学发展，"修改"了"知情同意""隐私"等关键概念，这种"修改"企图摆脱概念上的泥潭，然而却永远无法顺应迅速变化的科学事实，反而徒有消耗这些概念内部的伦理内涵（Caulfield，2007；Hofmann，2009；Karlsen 等，2011）。

对于"宽泛同意"的治理，到底要治理什么？通过对相关文献的聚类结果可知，学界探讨的高频词主要为以下几个：观点（perspective）、管理（governance）、态度（attitude）、信任（trust）、研究参与（research partici-pant）、体验（experience）、团结（solidarity）。不难发现，学界大多从增强公民信任、加强公民与生物样本数据库团结的角度来探讨宽泛同意的治理问题。上述高频词表明，对于宽泛同意治理最重要的就是公众的信任和态度，由此本质出发，通过法律的、伦理的、制度性的手段，使得"宽泛同意"的治理具体化。其中会有各种价值体系互相博弈的过程，正如罗尔斯所说的"理性多元论"（罗尔斯，2000），具有不同善观念的公民们能够在政治法律层面达成基本共识，在大数据将人的关系紧密结合的今天，现代人愈加感受到人不是孤立的，而是密切链接，只有在彼此的商讨、和解过程中，才能使治理成为协调和建设合作关系的力量。

第四节　公众对宽泛同意的接受域

尽管宽泛同意在实践中已经得到广泛的使用，但公众对它的支持程度却存在很大差异：有的认为每一种研究都必须重新获得同意。例如，古德穆德索蒂尔和诺达尔调研冰岛公民对于生物样本数据库的看法，发现57%的公民都认为重新使用生物样本开始新研究的时候，需要再次和样本所有者取得联系（Gudmudsottir & Nordal，2007）。同时也有受访者认为宽泛同意或者空白同意已足够保障自身权利。例如，图帕塞拉（Tupasela）等人在芬兰做的调研中，72%的受访者赞同宽泛同意，仅有24%的受访者愿意在捐赠样本的时候按照意愿选择同意模式（Tupasela，2007）。也有受访者对以上所有同意模式都不满意。大卫等人调研表明，仅有14%的受访者支持"退出"模式，而高达50%的受访者对哪种同意模式都不满意（David等，2012）。

有学者就中国公民宽泛同意的态度作出调研，如马毅（Yi Ma）等人在中国上海仁济医院所作的调研中，被调研者宽泛同意的支持率仅为12.1%。虽然大部分受访者愿意捐赠样本，但对样本库是否能合理使用样本持有不信任态度（Ma & Hui，2012）。与之相比，瑞典公民支持宽泛同意的比率高达到72.2%（Nilstun & Hermerén，2006）。陈海丹等人的调研结果也表明，受访者对样本和数据的商业化和国际化缺乏信任，担忧样本和数据会以"共同利益"的名义为个体牟利（Haidan Chen等，2013）。

王延光的《中国的生物信息库和伦理问题》对中国当前的生物信息库存在的伦理问题进行梳理，主要包括以下方面：知情同意标准不统一，缺乏相应的法律法规，保密信息方面的匿名问题，亲属是否有接触信息的权利问题，商业利益与公众利益的冲突等（王延光，2010）。虽然大部分生物样本数据库采用宽泛同意模式，但由于缺乏统一标准，很多生物样本数据库采用的宽泛同意模式损害了参与者权益，有趋向于"工具性"的风险，这些风险也会波及其子女、亲属，违背了知情同意原则的初衷。公众对于宽泛同意的接受域上，不应以对"宽泛同意"是否接受作为根本，而是以宽泛同意过程中如何定位参与者的权利和自主性作为根本。

大数据时代带来了精准医学、数字化健康革命，健康医疗大数据的使用需要在伦理合理的基础上建构，宽泛同意的出现不仅带来了知情同意模式的改变，也带来影响更为深远的道德形态的改变。

如果说知情同意是以原子式的个人为基础，宽泛同意加速了个体与整体的连融，也展现了健康医疗大数据时代健康革命的核心，即以"人口"为中心的道德形态的呈现。大数据和基因组的基本原理，就是连通个体数据和人类最大数据计算之总体，描绘的是集体主义的图景，而宽泛同意基于个体让渡部分自主决定的权利，将"个体决定"转化为"集体决定"，进而将个人健康与整体健康融为一体的伦理形态的转变。因此，宽泛同意具有重要的道德意义，即它关涉对个体善的保护，也凸显了对公共善的尊重。在个体之间连接日趋密切的大数据时代，从群体出发或从总体出发的伦理理念占据了更为重要的地位，也与中国传统的家国式价值观形成一种内在契合。

不可否认，宽泛同意在施行过程中带来了一系列伦理挑战，表现为参与者不完全知情，数据和样本用于授权以外的研究，超范围收集等。但只有将个体与集体连融，才是大数据对健康革命性变革的保证。一方面，要从个体出发，看到宽泛同意带来的一系列问题，比如基因隐私的泄露、对特定群体的歧视等；但另一方面，又要从整体出发，认清大数据时代互联互通融为一体的趋势，要突出共享的理念和价值。在大数据时代个人被分类编码到数字人的镜像之中，当技术按照这样的逻辑运作时，在看到由无数个个体构成的"宏大图景"的背后，也要认识到单一个体的价值。这种个体与集体之间内在的辩证又统一的关系，构成了宽泛同意无法割舍的双面性，即将保护参与者的个人利益作为毋庸置疑的基本伦理原则，而要想让大数据的发展迅速和稳固，则要处理好个人利益与集体利益之间的关系，拓展个体的价值域，但又不能将个人视为工具，才能匹配大数据时代"宽泛同意"日趋"泛化"所带来的道德合理性的挑战。

第三章　基因隐私的伦理调适

　　健康医疗大数据使得生物医学研究的组织方式发生巨大变革。打破信息孤岛，实现数据共享才能促进生物医学发展也成为学界共识。在宽泛同意中，公民并不是授权某一特定研究的数据和样本使用权，而是将数据和样本授权给多种当前无法预测的未来研究。宽泛同意作为一种面向未来的开放授权，涉及的不仅仅是个体基因隐私，还包括家族基因隐私。在健康医疗大数据时代，通过基因信息可以预测健康状况、保险风险、有无实施犯罪的可能性等，未来科学技术的发展对基因信息的利用仍有无限可能性，这些变化也不断改变着基因隐私权的内涵和实质，让人们去反思现有的价值取向、伦理规范、法律是否适合大数据时代。

第一节　基因隐私的集体性

　　研究基因隐私的"集体性"，需要回到"个体性"的产生。一般而言，基因隐私既是一种个人价值也是一种个人权利，其核心诉求在于个体对于基因信息的自主性，由此，个人在一定程度上能够具有"个体性"，拥有自主与免于干扰或干预的权利。凯伦·莱巴克兹（Karen Lebacqz）认为，基因隐私就是有权选择不了解自身基因情况的权利；不需要告知他人或让他人知悉的权利；依据自己的价值观对基因信息做出决定的权利（Lebacqz，1998）。尼克拉斯·朱思（Niklas Juth）认为基因隐私指个体在不伤害他人的情况下，对基因信息有全部控制，即不管他怎样处置这些信息，都不会对自身造成伤害（Juth，2005）。

从本体论角度看，进入健康医疗大数据时代，个体不再是"原子式"的存在，而变成了集体式的存在——由既定的基因信息和社群关系网络所决定的存在，这与传统社会中宗族关系有相似之处。基因隐私与家族成员共享，这种共享关系意味着参与者的个体决定会对家族成员的隐私带来影响。从这个角度来说，个体化的、原子式的自主决定不适合于基因隐私，参与者有与其他家族成员共同做决定的义务。这个意义上的基因隐私具有亲密性和排他性，只有具有紧密联系家族成员才可以共同协商作出决定。也就是说，在大数据时代，作为实体性存在的个体同时也是关系性的实在，传统隐私的"个体性"被大数据技术打破和消解以后，转向集体性隐私，隐私具有全新的治理价值。①

个体性和集体性是交融的，个体的基因隐私不再是由个体独自维护，而是在与集体的连接中保持适度的张力。鉴于大数据时代的特征，个人与集体之间的关系更趋复杂化，个人的基因隐私与家族共享，产生了生物学意义和社会学意义上的连接，个人如何保留必要的独立于集体的自我空间，是基因隐私冲突的焦点。

这里的权利冲突是指两个实体拥有既无法实现又似乎具有相同个体的权利，是指从 Y 对 X 的权利，如果 Y 未能提供权利会触发 X 要求解释和补偿的二阶权利（Silva，2021）。这里反映了权利的两个特征：（1）权利与义务相关，因此权利仅存在于我们可以确定有义务履行这些权利的人（Y）和某人必须做些什么来实现这些权利的地方；（2）权利持有人和责任承担者之间的特殊关系可以改变规范性权力。举例而言，可以把政府视为相关的责任承担者，个人基因隐私权至少是政府对基因隐私保护的权利，这里的基因隐私权利冲突是两个实体拥有既无法实现又似乎具有相同规范地位的权利的情况。因此，我们真正的冲突需要对 X 的个人权利和对 X 的集体决定权。与"个人基因隐私权"相关的对比是"家族基因隐私权"，这种家族的权利与"民族"这一传统标志相同，存在于一个更大的包罗万象的国家范围内。家族基因隐私权是家族作出某些政治决定的权利，这些权利不是群体对基因隐私的专有权，而是作出与基因隐私相关决

---

① 艾伦区分了四种隐私类型：信息隐私，指信息安全；身体隐私，关注的是身体及私人空间；决策隐私，指个人选择；财产隐私，强调人的财产利益（Allen，1998）。传统对于隐私概念的理解主要从物理空间到角度，例如尼森鲍姆认为，存在一种公共空间或"非私密"环境中的隐私感，因此，隐私的完整定义必须把"公共场合的隐私"考虑进去（Nisenbaum，2003）。

定或保证成员的一般权利受到保护的权利。

当前个体的基因权利与家族基因权利的冲突的案例还较少，如何面对个体基因隐私权利和集体隐私权利的冲突，本书认为，个人基因隐私权利的实现应当被用作良好行使家族基因隐私治理权利的评估标准，个人的基因权利并不意味着家族基因隐私权利的次等权利，个体基因隐私权应当被理解为一组相关权利，每一项权利都需要独立的理由，对于个体与家族基因隐私权的冲突不能通过某一个单一的原则解决，而是要研究在什么时候将决定权交给家族。大数据时代基因隐私集体性的形成是一个社会建构的过程，是个体通过基因信息而获得家族共同身份或展现特性，或者说，集体性通过生物学关系投射为社会化身份，但个体依然保留基因隐私权，这种基因隐私权在大数据时代的维护也有了新的形式，个人在知情同意过程中授权的同时，也需要在与家族成员的交流中构建出隐私域的范围。

第二节　基因隐私权的维护

基因隐私权是现代基因技术发展产生的一项独立权利类型。有学者认为，基因数据和其他身体数据在敏感性上并无差异，应当使用和其他身体数据同样的处理方法；而反对观点认为，基因数据包含相对敏感的个人信息，基因技术发展的无限可能性以及人们观念的不断变更，都提示我们应当重视基因数据，将基因数据与其他身体数据区别开来，只有这样，才能避免引发不可控后果。上述观点被称为"基因数据例外论"。

"基因数据例外论"在安娜斯等人1995年发表的文章《起草基因隐私法案：科学、政策和实践探讨》中最早得到阐述。在文章中他们认为基因信息与其他医疗信息不同，是"特殊的隐私和个人信息"，并提出以下三点理由：

首先，基因信息能预测个体未来的身体健康状况，并且影响个体的自我认知；

其次，基因信息揭示了父母、兄弟姐妹以及子女的个人信息；

最后，基因信息被政府利用，通过生育政策来淘汰基因不符合要求的个体；（Annas 等，1995）

对于安娜斯等人的上述观点，默里等人在《基因例外论和未来日记：基因信息与其他医疗信息不同吗?》中予以逐条反驳：

第一，基因信息并不具有特殊性。其他身体信息也可被用来预测其未来的身体状况。例如个体的胆固醇指标、早期 HIV 感染等信息，在预测个体将要罹患的疾病方面与基因信息同等重要。

第二，如果某人患有肺结核，其亲属肯定有被感染的风险；或者假设家里的主要劳动力患有心脏病的话，其他家庭成员难道不会因此而感到困扰吗?

第三，组织和个人可能利用所有类型的信息歧视别人。基于基因信息的歧视是不公正的而基于非基因信息的歧视是公正的这种说法显然是荒谬的。

默里称安娜斯的论点为"双桶理论"（two – bucket theory）。"双桶"指将基因与非基因信息二分。安娜斯强调基因信息的特殊性在于其未知性，但这并不能将其与其他身体信息区别开来。默里认为心脏病信息充满未知性，对个体有重要影响，和基因信息一样重要，但心脏病信息就没有得到特定保护（Murray，1997）。

在此基础上，艾伦等认为，在生物医学研究中，不经过知情同意使用参与者的样本和数据，是可以得到"正义"辩护的。因为参与者没有亲身参与到研究的过程中，并且也绝对不会与研究者有任何接触。他认为一些西方国家对个人数据采取限制使用措施是对基因信息的误解，是基因决定论思想；疾病发生的预测是建立在基因基础上，但大部分基因类型并没有检测出来（Allen，2011）。

很多学者反对这种观点。有学者通过公民态度的调研发现，公民对于知情同意的态度因为数据敏感性而有所差异。根据问卷调查，对于不敏感的数据，69% 受访者认为可采取 opt-out（默认用户同意，但用户可选择拒绝）；对于敏感数据，80% 受访者认为应采取 opt-in（默认用户不同意，要使用必须主动获取他们同意）（The Boston Consult Group，2012）。正是由于基因数据包含遗传信息等"敏感"数据，需要知情同意原则来规范数据的采集和使用。

纵观当前有关基因隐私保护法律，安娜斯等人的观点影响更大。与一般隐私权相比，基因隐私权具有个人身份识别性强、具有家族性和遗传性、隐秘性更强更容易被侵犯等特征，很多国家已经对基因隐私权有了相对完善的立法。对于基因隐私权的保护可以分为公法模式和私法模式两类。公法模式以规范基因技术为核心，如德国《基因检测法》，私法以基因权利保护为核心，美国是私法保护模式的典型代表，比如 2003 年美国已有 17 个州就基因隐私权的保护问题进行了专门立法。全面基因隐私权的主体是自然人，客体是自然人的基因资料信息，其内容包括基因隐私隐瞒、利用、维护、支配等具体权益。侵犯个人基因隐私权的行为可概括为刺探、调查、公布、披露或宣扬自然人基因资料等行为。2005 年通过了《禁止基因资讯歧视法案》，2008 年《反基因歧视法》。欧盟对基因隐私权采取间接保护的形式，欧盟基本权（The Charter of Fundamental Rights of the European Union，2009）第 8 章指出，保护个人数据的权利有两个基本特征，第一项"每个人都有保护个体数据的权利"①；第二项"数据管理者只能合法处理数据，并且保护数据安全"②。法律没有明确个人基因信息隐私，但对于个人基因信息隐私的侵权案件可以依据其他法律提起诉讼。我国法律基因隐私权保护相对比较匮乏，《中华人民共和国民法总则》第 110 条规定了民事主体的人格权，其中包括隐私权，《中华人民共和国侵权责任法》可以间接为参与者提供权利受损害时的救济方式，但我国还没有专门针对人类基因信息提供者基因隐私权的立法，《中华人民共和国民法典》第 1009 条规定"从事与人体基因、人体胚胎等有关的医学和科研活动，应当遵守法律、行政法规和国家有关规定，不得危害人体健康，不得违背伦理道德，不得损害公共利益，"虽然规定了医学和科研活动主体的义务，但并未从正面出发肯定数据主体的基因隐私权。《中华人民共和国个人信息保护法》第二十八条将基因信息纳入敏感个人信息，要求"只有在具有特定目的和充分必要性，并采取严格保护措施的情形下，个人信息处理者方可处理敏感个人信息。"但基因隐私权依然没有明确确立，也没有提出保护的范围和保护的方法。

---

① The Charter of Fundamental Rights of the European Union，European Parliament，21 February 2001，retrieved 23 December 2009 原文为 "Everyone has the right to the protection of personal data concerning him or her" 参考网站 http：//www. europarl. europa. eu/charter/pdf/text_en. pdf。

② 原文为 "Such data must be processed fairly for specified purposes and on the basis of the consent of the person concerned or some other legitimate basis laid down by law. Everyone has the right of access to data which has been collected concerning him or her，and the right to have it rectified" 参考网站 http：//www. europarl. europa. eu/charter/pdf/text_en. pdf。

伦理规范方面，世界医学协会"生物样本数据库指导原则"（WMA）规范包括生物样本数据库在内的医学研究的数据使用，其他伦理准则包括"人类生物组织和生物样本"（英国医学研究委员会，2001），"人类生物材料"（美国国家医学伦理学顾问委员会，1999，欧盟委员会2006）或者"基因材料"（澳大利亚国家健康医学研究委员会，2005）等都对涉及基因信息数据的使用作出了特别的规定。此外，联合国教科文组织（UNESCO）还在2003年10月通过了国际人类基因数据宣言。很多国家在此基础上构建了规范基因数据使用的伦理框架，包括法国（Comite Consultatif, 2003）、德国（Nationaler Ethikrat, 2004）、加拿大（Commission de l'e'thique, 2003）、瑞典（Schweizer Akademie, 2005）和美国（NCI, 2006）等。

第三节　宽泛同意的自我赋权和调适

杰瑞康（Jerry Kang）等使用"数据流"来描述不同类型的信息（例如公共记录信息，医疗信息，电子邮件信息等），我们可以追问这些信息的流向、流动速度和宽度（Kang, 1998）。运用"数据流"的观点来看宽泛同意，授予同意的范围越宽泛，数据流宽度越大，速度越快，流向越不可控，同意范围越窄，如单独同意，则数据流宽度越窄，速度越慢，流向越可控。对于大数据时代的生物医学研究，数据流越宽、越快、越大，越能推动创新和成果的转化，相反，如果数据流越窄、越慢、越小，科学研究没有大规模的数据，发展也会停滞不前。

"数据流"的比喻形象描摹了"隐私"的部分特征。例如，如果所有人都在网上公开自己的病历信息，那么我们对于隐私的标准相应降低，个人病历可能将不再视为隐私；相应的，数据流增大，隐私标准降低（Kang & Shilton & Estrin, 2011）。但如果所有人都选择公开自己的基因隐私，那么这些信息很可能脱离数据主体的范围，成为政府部门、医院可以处理的对象化存在物。生物样本数据库采集、处理和掌握了基因隐私信息，反而替代参与者成为保护隐私的第一责任人，无论是脱敏、匿名化，这些隐私保护技术不仅是陌生的，对于数据主体也是离身的。

道德的目标在于培养责任主体，借用20世纪法国著名哲学家利纳维斯的他者伦理，建立以他律为前提，以关系为核心的责任主体观。置身于关系之中的主体的行动必须依赖他者的要求，但这并不意味着主体处于被动的地位。在大数据研究中，当参与者发现不能掌控数据未来的流向和使用时，并不意味着一定会陷入"被动"的境地，而是需要感知自我与他者之间的关系，可以通过设想模拟出数据可能被他人使用的情形：（1）谁可以获取我的信息，我愿意提供给他人多少信息，以及什么时候在什么条件下提供给他人信息；（2）第三方是否可获取样本和数据；（3）对涉及自身的具体决定的控制。只有承认他者的外在性，才可以构建合乎伦理的他者关系，在面对他者的过程中生成责任，实现人的尊严。

落实到具体的决策中，不同的数据库/生物样本数据库对参与者隐私的保护程度、信息的公开程度有所差异。例如，对于预防性基因检测，有些医疗机构会制定特定隐私保护政策，参与者的记录不会归到常规的医疗文件中，这些记录经过计算机处理与加密，并且研究者访问也有限制，这是一种为提高参与者隐私级别而调整访问条件的方法。还有些医疗机构会根据数据和样本的隐私的等级来界定访问条件。参与者有必要设置各种各样的隐私区域，即各种各样的隐私状态，自主决定信息公开的程度和所要承担风险，结合自身的隐私诉求，寻求适合的数据库/生物样本数据库。

黛博拉·约翰逊把隐私看作是"自主的内在方面（Johnson，1994）"，如果自主性本身具有内在价值，那么隐私是自主的必要性前提，我们就可以认为隐私也是内在价值的一个必要条件，即使隐私本身不具有核心价值，但隐私是核心价值的表达。在数据技术得到普遍应用的解析社会，知情同意权利的重要性不言而喻。在大数据时代中，我们都是数据的提供者，对基因信息的掌控就是对数据主体未来健康状况的掌控。在大数据掌控我们这一事实情况下，数据主体应该能够更能动的参与到数据采集和分析过程中，使主体的价值观影响未来基因数据的使用方向，比如罕见病患者将自己的基因信息录入到数据库，并将自己的身份转化成为"志愿者"，积极参与到疾病资料的收集与研究之中，由被动的"共享者"转变为主动的"贡献者"，个人身份变化带来主体意识的提升。

金德勒尔等人认为，生物样本数据库必须践行知情同意原则，原因在于：（1）公民的收益必须超过分享数据需付出的代价；（2）对于数据如何使用必须有透明性；（3）个人隐私能得到保护（Kinderlerer，2012）。证明宽泛同意正当性的思路是：一方面，它是人的自主、尊严、安全等基本权利得以实现的工具或前提；另一方面，它又是自主、尊严、安全等人类核心价值的体现。出于对基因隐私权的强调，宽泛同意应当被视为对个人权利的保护，建立在对风险—受益的权衡之上。

由此，健康医疗大数据时代的未来发展必将面临着宽泛同意主体的自我赋权和调试，依据自身价值观把握对基因隐私的可接受性，构建基于信任的基因数据共享模式。通过宽泛同意过程，一方面提升参与者的基因权利意识，促使主体能够依据自己的价值观做出选择，并在此后的数据分析和数据转化中不断追踪；另一方面也让数据主体有权决定基因数据的处理，以减少数据的滥用。

第四章　宽泛同意的 "风险—受益" 分析

宽泛同意并不意味着研究者可以自由的、不加任何限制的使用参与者的数据和样本，而是需要在个体利益与共同利益、参与者隐私与生物样本数据库之间权衡，其中涉及知情同意的程序、基因信息利用的公平性、数据和样本的保密方式等问题。作为 "共同利益" 的生物样本数据库，建立在公民的信任之上，风险—受益的建构与权衡，直接关系到参与者对生物样本数据库的 "信任"。

第一节　"退出" 模式下参与者的风险

一　作为 "退出" 模式的宽泛同意

依据主体决策方式的不同，知情同意可以区分为 "退出模式"（opt out）和 "加入模式"（opt in）。"退出模式" 指默认主体同意，但主体可选择拒绝。"加入模式" 是指默认主体不同意，必须主动获取他们的同意。与 "退出模式" 相比，"加入模式" 中主体自主选择权更大，但程序也更加复杂，需要投入的人力、物力成本更大。

在临床治疗中，通常采用 "退出模式"，由医生告知患者治疗方案，患者自主决定是否接受。临床治疗采用退出模式的原因在于其主要目的在于惠益患者、改善患者健康，患者是治疗的收益者。从风险角度来看，治疗方案通常经过多年论证与实践，医生可以在一定程度上预见和掌控治疗结果，患者 "不接受治疗方案" 比 "接受治疗方案" 面临更大的风险。所以，从"风险—受益"角度退出模式能够得到辩护。但这种"退出"模式也引发很多争议，例如用医生价值观取代患者价值观，以医学价值观取代患者个体价值观的问题。近年来，患者个体自主选择权愈加受到重视，"加入模式"的知情同意增多，例如为乳腺癌患者提供"经典根治术""改良根治术""乳段部分切除术"等不同的治疗方案，依据患者的自主选择进行后续治疗。

在人体试验中，通常采用"加入模式"，受试者自主选择是否参加人体试验，如果试验者在未获取受试者同意的情况下进行人体试验，则违背知情同意原则。与临床治疗不同，受试者参与人体试验是一种"利他"的奉献行为，不会对自身带来直接的收益。由于人体试验的不可预见性，研究者无法控制试验后果，受试者要承担身体伤害的风险。因此，"加入试验"比"不加入试验"面临更大风险，从"风险—受益"角度来看"加入模式"受到辩护。《纽伦堡法典》的第一条规定："受试者的自愿同意绝对必要"。只有保证受试者的自主选择权才可以避免其被"物化"和"工具化"。

宽泛同意属于退出模式，参与者一旦授权加入，未来的一切研究将不会再次获取授权，并且需要参与者主动选择"退出"。这样的"退出模式"满足了大数据时代数据迅速共享的需求，契合当前健康医疗大数据研究的模式，但也带来很明显的问题，对科学发展效率的考虑是否应当成为我们决策的首要标准。

二　海拉细胞的道德支点

在我的墙上，挂着一幅我从未谋面的女人的照片，她直直地看着照相机镜头，微笑，环抱着手臂，穿着干净利落的连衣裙，嘴唇涂成了暗红色。这是20世纪40年代晚期，她还没到30岁。……她的名字叫海瑞塔拉克斯，我很好奇，当她得知自己的官颈细胞将会永生会作何感想——买卖，打包，并且运送到世界数以百万计的实验室中，我也好奇当她知道自己的细胞帮助人类医学取得了最重要的成就：脊髓灰质炎疫苗、化学疗法、克隆、基因作图、人工授精。然而我非常肯定，她会和我们大多数人一样，会为数以百万倍她自身的细胞正在实验室中茁壮成长而感到惊讶。

……

没有任何迹象表明海瑞塔曾经问过她的医生关于她病情的任何问题，就像20世纪50年代的大部分患者一样，她对自己的医生言听计从。这是医生对患者"善意谎言"的时期——医生甚至会向患者隐瞒最基本的信息，不给患者任何诊断报告。他们认为不去用"吓人"的术语，例如癌症，去困扰患者是为了患者着想。

……

尽管没有法律或伦理规定规定要求医生从患者身上取走样本需要患者的同意，但是法律明确规定从死者尸体上取走样本必须获得家属的同意。医生要求戴（海瑞塔的丈夫）签署一些文件，并告诉他们打算做一些将来能帮助于他子女的实验，并且没有疼痛。于是，戴签署了样本捐赠同意书。

……

然而直到今天，仍然有科学家认为海拉细胞与海瑞塔没有任何关联，因为这些细胞的 DNA 与海瑞塔的有很大区别。罗伯特·史蒂芬孙，一个毕生精力都在研究海拉细胞的科学家，笑着说："科学家不愿意去承认海拉细胞是从人身上提取的，这样他们做起研究来更容易，其实如果做检测，这些细胞的 DNA 与海瑞塔的 DNA 完全符合。"

——《海瑞塔的不朽人生》

对于科学家而言，海瑞塔的细胞是具有研究价值的"基因资源"，使研究者在脊髓灰质炎疫苗、化学疗法、克隆、基因作图、人工授精等领域取得成果。1953 年，科学家发现苏木素的着色剂能让海拉细胞核染色体清晰可见，由此发现了唐氏综合征等疾病的遗传联系及诊断方法；1954 年，利用海拉细胞生命力强的特征，科学家实现了细胞克隆，为动物克隆奠定了基础；1955 年，科学家将海拉细胞与小鼠细胞融合，创造了跨物种混合体，实现了基因混合；1984 年，哈拉尔德·楚尔·豪森利用海拉细胞证明了人乳头状病毒会导致癌症，并因此获得了诺贝尔奖；1993 年，科学家通过研究感染结核杆菌的海拉细胞 DNA，发现了细菌侵袭人类细胞的机制……科学家通过对海拉细胞的研究，发现了很多疾病的发病机制，挽救了许多生命。从这个角度来说，海拉细胞的共享，推进了社会的共同利益，然而也面临伦理上的争议。

2013 年 3 月欧洲分子生物学实验室拉斯·斯坦梅茨（Lars Steinmetz）研究小组公开海拉细胞基因组的研究成果时，受到了来自科学家和生物伦理学家的质疑。质疑主要分为以下几个方面：第一，知情同意问题。海瑞塔丈夫签署的知情同意书授予医生海拉细胞的使用权，然而海拉细胞被存储在医院的样本库之后，被不同地区、不同背景的研究者获取，并用于肿瘤研究、生物实验和细胞培养。海瑞塔的医生违背了知情同意书的规定，将海拉细胞与他人共享，该行为没有征求海瑞塔家人的再次同意。第二，基因隐私问题。海瑞塔基因序列的公布会泄露其亲属的基因特征，侵犯了他们的基因隐私权。第三，细胞的所有权问题。在公司利用海拉细胞开发出的药品赚取巨额利益的同时，海瑞塔的后代却因为贫困而无力承担医疗费用。第四，对于海瑞塔的亲属来说，细胞的共享让他们失去了对自己基因信息的管控权利。参与者可能无法预知数据和样本未来会被何人使用，用于何种研究。当其因基因隐私外泄问题而要求收回样本时，将发现样本的复制速度、传播广度已经达到不可控的程度。比如类器官生物样本库，类器官属于三维细胞培养物，包含其代表器官的一些关键特性，含有成体干细胞的组织样本、单一成体干细胞或者通过多能干细胞的定向诱导分化都能够产生类器官，患者来源的类器官也已被用来模拟人类遗传性疾病和特定疾病的病理（如阿尔茨海默症），器官细胞及其衍生的细胞系可以存储在生物样本库中，进而分配给全球范围内的研究人员，但对于类器官生物样本库的同意模式目前尚未有统一的标准。类器官样本库属于生物"活库"，可以无限迭代繁衍，并且，类器官样本库具有治疗和研究的双重目的，类器官和身体之间的界限也会越来越模糊，对参与者来说，进行"风险—受益"的评估也会更加困难，这也就削弱了其提供真正的、预先的知情同意的能力。

从海瑞塔的案例看来，参与者数据纳入样本数据库之后，带来的风险不仅包括自身，也包括其子女、亲属，数据未来的用途也充满未知。科学发展与海瑞塔家族利益似乎成为对立关系，人们可能认为依靠海拉细胞带来的科学进步能够惠及海瑞塔家族，但结果却是海拉细胞开发出的药品赚取巨额利润，而海瑞塔的后代却无力承担治疗费用。个体的发展依赖于社会的整体进步，因而需要根据社会整体目标来决策。那么，如何给海瑞塔一家的悲惨遭遇寻找一个道德支点呢？

需要考虑的要点在于：作为共同善的生物医学研究可以不受到部分个

体的需要和利益的支配。当社会发展的长期目标确定，为了实现这个目标而不管部分个体的愿望和利益是什么。但是，如果社会是正义的，不会到这样通过压制部分个体的合理利益而获取进步的地步，在合理的有利条件下，个体可以基于共同利益自由的选择"牺牲"，但这依赖于我们所在的制度是正义的。正义的社会制度会鼓励共同善的观念，即使是暂时的自我牺牲，但基于一种可信任的社会制度体系，个体会从社会的发展中最终获益。正是个体对社会的安全感和信任感，才使其愿意舍弃部分个人利益。但在健康医疗大数据发展语境中，个体置身于风险化的社会环境，行为的取舍受到很多不确定因素的干扰。在传统社会中，人们依赖已有的经验和习以为常的惯例，但进入大数据时代，由于未来的不确定性，没有人能够给出确定的答案，不确定性、风险性取代经验和传统，成为大数据时代的主要特征。

三 健康医疗大数据时代的风险特征

德国社会学家乌尔里希·贝克在《风险社会》一书中，提出了"风险社会"的概念，为我们理解现代社会结构特征提供了很好的视角。伴随着大数据技术的发展，人们所面临的风险与过去已经发生了本质的变化，具体说来，健康医疗大数据时代的风险特征具有以下特质：

（1）风险的社会建构性。参与者所面临的风险最初是以有关它们的（科学的或伪科学的）知识的形式而存在。掌握着界定风险权利的科学、政府和法律拥有绝对的主导权。风险在知识里可以被改变、夸大、转化或者削减。就此而言，风险是可以被社会随意界定和建构的。

（2）风险地位的不平等性。伴随风险分配的增长，某些人比其他人受到更多的影响，社会风险地位应运而生，由于不同的分配逻辑，带来了阶级和阶层地位的不平等。如对于精准医疗来说，发达国家比发展中国家受益更多，上层社会比底层阶级受益更多。然而或早或晚，这些风险同样会冲击那些建立它们并且受益于它们的人，甚至可以打破阶级和民族的界限。基因隐私泄露带来的风险即使是有权势的人也在所难免，不仅可能会对健康造成威胁，也会对财产和既得利益造成威胁。并且，风险可以产生新的不对等。

（3）风险的不可预测性。风险意识的核心不在于现在，而在于未来。

在对风险的讨论中，处理的是"预期变数"，是现在行动的"预期的原因"，这些变数的意义和重要性直接与它们的不可预测性以及威胁成正比。在根本意义上，风险既是现实的又是非现实的（贝克，1985）。在开放的数据库网络内，难以确保数据使用者研究的性质与目的；数据通过数据库系统或互联网迅速扩散，并且留下数据足迹，很难消除甚至更改；通过数据技术可以组合建立起一个人的详细的、合成的轮廓，打破了数据和样本所有者身份记录保密原则。有学者甚至将大数据时代比作杰里米·边沁（Jeremy Bentham）的"全景监狱"（pan-opticon），公民处于一种被观察、被窥视的孤独状态，并且毫不知情（Cavoukian，1998）。

在研究者使用参与者样本研究的过程中，参与者的健康状况、体征、遗传病等信息都可能被泄露。虽然当前基因技术发展尚不成熟，基因信息预测性应用尚不广泛，但随着基因技术的发展，市场激励此类检测，会造成现状的转变。保险公司获取了数据，可能拒绝承保、提高保费，增加特例；雇主通过基因检测或者第三方的渠道获取了应聘者的基因信息，会重新调整雇佣标准，避免雇佣有家族遗传病症的应聘者。保罗·比林斯（Paul Billings）在经典著作《审判DNA：基因鉴定与刑事司法》（*DNA On Trial：Genetic Identification and Criminal Justice*）对基因歧视做了调研：（1）涉及基因歧视的事件在工作场所是否已经普遍存在；（2）社会服务的获得；（3）保险业务；（4）医疗服务的提供。这项研究记录了受访者在购买保险，找工作或保住工作方面遭遇的诸多困难（Billings，1992）。

在健康医疗大数据研究中，风险的主体不仅为参与者个体，还包括家族、种群和部落等社群。由于社群成员拥有某些共同特点，例如基因属性、地理位置、文化等，对于健康医疗大数据研究具有重要价值。

1990年，亚利桑那州立大学收集了哈瓦苏派部落成员的血液样本用于研究该族群高比率糖尿病患者的可能性遗传因素，其后，他们的样本在此用于其他研究中。当哈瓦苏派部落得知他们的血样用于其他研究后，其成员起诉研究者并要求赔偿5000万美元。起诉理由为欺诈，违背诚信，不作为和侵犯隐私，并且认为，研究者使用血样研究精神病与近亲交配之间的关系以及基因研究表明哈瓦苏部落从白令海峡迁移深深伤害了他们，因为这与他们传统部落传说和理念相悖。

在诉讼过程中，核心问题围绕后续研究是否是在之前知情同意的基础上进行。在哈瓦苏派部落签署的知情同意表格中，研究的目的是"行为上／医疗紊乱原因"。2010 年，该诉讼尘埃落定，亚利桑那州立大学赔偿起诉人 700000 美元，并且发布官方道歉声明。

哈瓦苏部落提供血样用于糖尿病研究，但这样的行为也带来了风险。尤尔根·哈贝马斯（Jürgen Habermas）在其著作《后民族主义格局》和《人性的未来》中对于人类基因技术的发展表示了担忧，认为对人类社会带来以下四方面挑战：主体的自我认知、个体间的主体性关系、个体在法律中的位置、对于人类整体的伦理性自我认知（Habermas，1991）。哈贝马斯认为人类对于自身属性有一种伦理上的自我认知，这种认知内嵌于道德之中，为所有个体所认同。但是基因技术的发展带来的生物干预可能会威胁到人类作为自主主体和自由主体的体验。研究者使用血样用于其他研究，研究结果对哈瓦苏布罗的传统信念造成了挑战，带来了信仰危机。家族性、种群性样本纳入生物样本数据库以后，数据所有者很有可能失去对样本的控制，研究结果可能会对社群成员带来伤害。

风险的产生大致有以下三方面原因：

第一，技术差距。即生物样本数据库管理体系实际执行能力与人们所期望的执行能力的差距（例如，关于数据保密性、数据完整性、系统完整性、有效性、可靠性和正确性等的策略）。这个差距既包括硬件和软件的缺陷，也包括管理、配置和操作的缺陷，例如由系统故障引发的基因信息泄露等。从技术角度来说，生物样本数据库会对参与者个人数据有两种匿名化处理方式：可逆或不可逆（Irreversible or Reversible）①。可逆处理方法指根据编码可以重新获取参与者的身份信息，反之则为不可逆处理方法。如果采用不可逆处理方法，参与者的个人隐私相对来说比较安全，然而对于研究者来说，参与者生活方式、病史等信息对研究具有重要意义。如果使用可逆处理样本的方法，数据和样本包括可以确定参与者身份的代码，给参与者带来隐私风险。

第二，社会—技术差距。即大数据技术策略和社会策略之间的差距。

---

① 做可逆的匿名化处理的生物材料是指那些人体组织样本和与其有联系的相关信息，可直接或通过使用代码识别联系上捐赠者，不可逆匿名化处理的生物材料是指通过"合理努力"仍不能获取相关参与者信息数据或对参与者加以识别的生物材料（Herceg & Lambert，2013）

如知情同意这一社会策略因为数据库系统策略无需授权，或者权限可以被规避而失效。例如一些医疗机构对于共享数据的门槛比较低，缺乏长远的技术安全措施对样本存储地点的保护，参与者的隐私很有可能会通过数据交叉分析而泄露。尤其是当前部分数据库采取的是"宽泛同意"模式，公民个人信息被"去标识化"来保护参与者的隐私权，科学家可以使用这些样本在更多研究中，不需要再次获取知情同意。数据库无法就未来尚不明确的某种数据挖掘征得个人同意，并且向上亿的参与者逐一征求同意是不具有现实操作性的。因此，很多样本和数据没有经过严格的知情同意过程就被纳入数据库中。这种变化虽然降低了程序的复杂性，但是也会增加参与者的隐私风险。

传统意义上的知情同意主要存在于医生—患者，人体受试者—研究者之间，通过知情同意书的方式，授权明晰。患者和受试者通过知情同意表单做出书面知情同意，在知情同意过程中，他们的个人自治至少表现为：有能力选择；（2）不受曾经给出的承诺的限制；（3）没有强迫、诱惑或欺诈。而且，这些个人自治特质仅适用于患者本人。其中"不受曾经给出的承诺的限制"，决定了患者受试者有权随时否决曾经给出的医疗授权，有权随时撤销自己已签署的同意表单，并且表单的签署意味着患者受试者在医疗决定过程中的角色已终结。人们采集的数据上都是一数一用，采集时通过模糊和隐匿，可以防止在数据使用或再使用中隐私被泄露的问题。此外，数据与之前数据相对来说比较难建起联系。

在大数据时代，各种数据被永久性保存，可以反复、永久使用。从单个数据来说，经过模糊化或匿名化，隐私信息可以屏蔽，但将各种信息汇聚在一起而形成的大数据，可以将各种信息片段进行交叉、重组、关联等操作，这样可能将原来模糊和匿名的信息重新挖掘出来。所以知情同意在大数据技术的消解下岌岌可危，成为漏洞百出的空文。只要有足够多的数据，数据挖掘技术就可以挖掘到任何想要的信息。

参与者逐一授权数据和样本使用显然是不现实的。即使是参与者授权的数据和样本，也不能保证应用中语境的完整性。很多样本和数据在收集的时候并无意用作其他用途，而最终却产生了很多创新的用途。生物样本数据库无法就未来尚不明确的某种研究征得参与者同意，并且二次挖掘中向上亿的参与者逐一征求同意是不具有现实操作性的，所以在这个过程中参与者不知不觉失去了控制自身数据的权利。

第三，社会差距。即社会政策（如所期望的人的行为）与人类的实际行为之间的差距。例如尽管法律明令禁止侵犯个人基因隐私，雇主仍要求员工提供 DNA 样本，来检验员工是否适合该项工作。2008 年，美国通过了《基因信息非歧视法案》（*The Genetic Information Nondiscrimination Act*），该法案"保护公民完全不受歧视"，并且"使他们免受歧视的威胁，从而个体可以从基因检测、技术、研究和新疗法中获利。"MedSeq 项目临床医疗全基因测序整合（Integration of Whole Genome Sequencing into Clinical Medicine）进行了一项随机试验，受试者的试验结果将被记录在电子医疗档案中，与此同时，试验人员也告知受试者《基因信息非歧视法案》会保护其基因隐私权益。然而，仍然有 25% 的参与者因为担心未来受保险公司歧视的原因选择放弃试验（Vassy & Lautenbach，2014）。这项试验表明，参与者对于法律手段保护隐私权益信心不足。究其原因，在于基因歧视与种族、性别、年龄、国籍等歧视有很大不同——并非基于实际发生事件的歧视，而是一种推测性歧视，是基于将来某种状况发生的可能几率而实施歧视。这种推测性歧视在法律上往往难以证明，也使得法律这种对抗手段具有局限性。

第二节　参与者的信息自决

在临床治疗和人体试验中，知情同意赋予了患者/受试者对实体意义上的身体自主决定的权利。在健康医疗大数据时代，宽泛同意赋予了公民对信息意义上的身体自主做决定的权利。参与者自主的决定数据和样本的曝光程度。欧洲大陆法系称之为"信息自决权"（Informational Self-determination），最早由德国联邦宪法法院提出，指代通过"控制个人信息，决定在何种程度上曝光自己"的权利，从而达到控制自身形象的目的，强调从消极、防御性权利转为积极控制。欧盟《一般数据保护条例》和我国《个人信息保护法》将个人信息自决权定义为数据主体对其产生数据控制的权利，数据主体可以自主决定数据收集的主体、存储、使用、加工、传输、提供、公开、删除等。价值自决就是运用反思平衡，风险受益比较等方法权衡其价值和理性，体现的是作为独立自主的个体对于自我价值观的内在理解，由此构建有意义的社会交往关系。

由于参与者并不了解他们的数据将如何被使用，谁可能获得这些数据，但参与者（1）对研究者/生物样本数据库表现出坚定的信任；（2）参与者认为参与给他们带来的风险很低；（3）参与者相信研究者只会与其他可信赖的主体共享其数据；（4）参与者认为匿名化过程可以为所有潜在的隐私风险提供全面保护（Kasperbauer et al.，2022）。卡斯佩尔保尔等人调研访谈后发现，很多参与者对其数据如何被生物样本库共享存在很大误解，他们对卫生系统的信任影响了其对数据共享的态度——作出的决定通常基于对医疗机构的信任，而非对知情同意书的仔细阅读，参与者的信任塑造了其对数据使用的期望，也影响了其对可能出现的风险的态度。保护参与者自主决定的权利是对个体尊严和自由关切的体现。然而，在大数据时代，隐私与数据共享对于研究参与者来说将成为"晦涩难解"的问题，个体的价值期待与数据的失控如何协调，这些都丞待解决的。鉴于传统的知情同意书无法警示参与者数据共享中存在的风险，不仅应在宽泛同意的知情同意书中对参与者可能面临的隐私风险做出警示，还应当对研究机构予以规范，将规范数据共享的培训贯穿整个研究过程。

第三节 "共同善"受益于生物医学研究

效用主义认为如果某种行动使得其所影响的每个人利益最大化，那么此行动就是正确的。从最有利原则来看，宽泛同意模式使得生物样本和数据能够在更大范围内共享，最大程度上推进科学技术的发展，实现整体利益最大化。

在数据和样本的收集方面，宽泛同意有助于高效收集、存储、搜索、比对、检索和共享数据，使数据发挥更大价值。迅速有效的数据分享是基因革命的关键动力。例如探讨某种基因变体和特定疾病之间的关系，需要大量的患者数据以及样本，来确定两者之间是否存在关联。大型人口数据库贮存人体生物资料，将个体的健康数据与环境和人口信息用于生物医学研究汇总，研究者通过对体检数据、智能硬件、病历处方等数据的挖掘，可以转化为临床上治疗的新方法，提高科研效率。

在数据和样本的使用方面，生物样本数据库建立生物样本使用平台，让更多的研究者、甚至是普通公民，有机会获取数据，推动了科学的民主化进程，将科学技术走出传统科学共同体和研究机构，传播到基层公众，公民收集和利用信息的能力在未来突飞猛进，公开的数据分享推进了科学的民主化进程，增强公民对科学的信任。

另一方面，对于生命科学和医学的推进，可以促进医疗资源合理配置，为生物样本数据库提供道德辩护。广泛传播高质量数据对科学家有重要意义：他们不需要花费时间、金钱和精力去招募参与者，来做初步的数据收集，使研究者的研究成本降低；并且可以使数据得到最大程度的使用、对比和更新。从早期阶段通过将研究成果发表在《自然》《科学》等同行评议杂志上实现共享，到如今实现人类基因数据、HIV分子免疫学数据、新生儿数据库的共享，数据走向公开和透明是科学发展的趋势。开放的数据分享意味着透明，可以允许同行评议以及对研究成果的评价，从而在学界营造开放、批判的讨论科学成果的氛围（Yann Joly，2007）。

生物样本数据库的真正价值在于数据，如果生物样本数据库无法收集大规模的样本和数据，研究结果可能出现偏差。很多研究表明，采用"加入模式"使研究的可信性和有效性受到影响（Hewison and Haines，2006）。如果生物样本数据库采用"加入模式"，将会面临"再次知情"的难题。由于生物样本数据库很多已存储样本是在非标准的情况下采集的，甚至未经过知情同意过程。收集样本和样本使用之间存在时间差，这种时间差使得重新联系样本所有者变得不切实际，给补充或再次获取样本所有者的知情同意带来困难。如果获取参与者的授权与知情，会消耗大量的人力、物力成本。过分强调隐私保护，会限制样本和数据的获取。很多公民会出于隐私泄露的顾虑而选择不捐赠样本。

第四节　公正原则的维护

知情同意过程中必须维护公正原则已经成为共识，对于公正原则的具体含义却有多种解释：功利主义效益最大化的正义，罗尔斯的作为公平的正义，诺齐克"给每个人应得"的正义等。本书将宽泛同意中的公正原则视为"公平的分配"各主体所承担的风险和所尽的义务，主要表现在以下两方面：尊重主体权利（权利基础的公正）和遵守相关法律（法律基础的公正）。从主体权利角度看，要求数据库管理者将参与者视为具有自身目的的利益主体，并承认参与者享有尊严和权利，对具有自主选择能力的参与者，凡是涉及其利益的行动，都应当事先获得其同意。法律角度的公正表现为公平分配健康医疗大数据研究所带来的资源，例如样本所有者和研究者之间出现的专利权纷争，法律应当依据相关条款公正判决。生物医学研究作为共同善，如果损害个体权益，就失去了正当性。数据控制者的权力始终置于道德法则和参与者的监督之下。

国家公共部门掌握特定人群基因信息，有助于施行社会管理，维护社会稳定，符合大多数人利益。如美国新兵入伍必须提交本人的 DNA 样本，以便战时测定身份。司法领域通过使用基因技术和基因数据，更精准、迅速的确认犯罪嫌疑人，可以维护社会治安。2016 年甘肃省公安厅通过 DNA – Y 染色体检验和基因信息匹配，锁定"甘肃连环杀人案"的犯罪嫌疑人为高承勇。[①] 司法机构获取参与者数据时，是否应当获取被研究者知情同意是学界争论的问题。包括中国在内的很多国家的司法机构获取公民基因数据时默认不需要获取公民的知情同意（高莹等，2015）。这样一方面加速办案效率，节省人力、物力资源；另一方面可能引发公民信任危机。

如果公共部门违背知情同意原则使用带有公民信息的数据，则可能引发公民的"不信任"。瑞典为研究代谢疾病苯丙酮尿而成立的生物样本数据库储存了瑞典 1975 年以后出生的所有婴儿的样本。2003 年警方使用该数据库调查瑞典外交部长安娜·琳德（Anna Lindh）的死因。2005 年，瑞典议会无视生物样本数据库知情同意相关规定，决定使用生物样本数据库确认 2004 年印度尼西亚海啸遇难瑞典公民的身份。显然，这与数据库样本原始收集目的相悖，这件事情被媒体渲染之后，很多瑞典公民决定退出生物样本数据库。所以对于基因数据使用的公正性问题，应当根据不同情境具体分析。如果对基因信息的使用对参与者造成伤害，那么即使其使用

---

① 参见北京晚报 2016 年 8 月 28 日 "甘肃 28 年前连续杀人案告破"一文 http：//news. 163. com/16/0828/15/BVIJNDRT00014AED. html。

"共同利益"进行辩护，其道德性仍可能被质疑。

如果参与者的全部动机只是为他人做奉献，那就不应当将参与视为一种义务。生物医学大数据带来巨大的社会效益，推动生命科学和医学的发展，使得更多的研究者有机会利用生物样本数据库的平台进行研究。然而，如前文所述，生物样本数据库给参与者带来隐私风险，在知情同意过程中，参与者往往处于弱势的一方，根据样本库拟定的条款，"被动"的接受或拒绝捐赠样本。对于好的治理来说，弱势的一方得到充分的保护是非常重要的。在宽泛同意中维护公正原则，应当以参与者正当利益和基本需求为出发点，尤其是当参与者处于弱势一方，则更应该倾向于参与者。

对于生物样本数据库来说，商业资本的介入是不可避免甚至是必要的。很多大型国家生物样本数据库，例如冰岛、英国、爱沙尼亚、加拿大、瑞典等国家级样本数据库，都有商业资本的涉入。由于生物样本数据库的主要目标之一就是开发新药品和人类疾病新疗法，医药企业在将基础研究转化为造福公民和社会的药品过程中起重要作用。然而，商业资本的涉入也很容易引发伦理问题。如果企业获取了参与者数据且利用不当，很可能会影响参与者对于样本数据库的信任。汉堡大学病理系主任在没有获取患者同意的情况下，将医院诊疗中的生物样本委托美国公司进行售卖。医院方面认为，按照《联邦财产法》的规定，样本匿名化以后，即使在没有获取患者的知情同意，售卖和转让给其他国家也是合法的（Petrin，2013）。这则丑闻爆出后，生物样本数据库管理者与企业合作售卖样本牟利的行为极大降低了民众对于生物样本数据库的信任。这也包含了一种信任转换逻辑，参与者出于"信任"生物样本数据库的共同利益属性加入，但如果生物样本数据库在回应公民的信任需求时，没有达到公民预期，那么将导致公民对样本库的管理失去信心。

"反思平衡"的方法告诉我们，当原则与新的事实相反时要修改原则，而当原则的可靠性得以充分验证时应该修改我们的道德判断，最本质的在于提高道德观和社会观的融贯程度。生物样本数据库的数据收集和数据共享牵涉不同的利益群体，参与者、研究者、企业等行动者由于立场不同，行为标准往往也难以调和。科瓦尔认为，没有可以安全使用的研究数据和信息，除非研究者与样本和信息来源的群体建立和保持良好的关系（Kow-al，2013）。规范数据分享和推进科学发展，需要行动者的他者思维。他者思维是我—你之间的平等关系，在这种关系中，需要自我回应他人的需求。与自我责任不同，不是"自主"决定如何去行动，而是以与他者的存在和互动作为行动衡量的标准。参与者必须有"他者"意识，考虑样本捐赠给子女、父母等带来的影响。作为研究者，也应该有"他者"意识，在使用数据和样本的过程中，履行保护参与者信息的义务。2014 年 9 月 10 日"全球基因组学健康联盟"颁布的《基因组学与健康相关数据负责任的共享框架》的基本原则包括"尊重个人、家庭及团体；推动研究及科学知识；促进人类健康、福利及惠益的公平分配；培养信任、诚信、互惠的精神。"①《框架》从对人权的尊重、推动科学研究、促进惠益公平分配以及诚信精神的建立四个方面很好的诠释了"他者思维"。

第五节　宽泛同意下的集体式社会

健康医疗大数据研究中的风险和收益是不均衡分配的。参与者参与健康医疗大数据研究面临隐私泄露风险，这种风险具有个体性和群体性特征，例如对个体或者某一族群的歧视。然而，健康医疗大数据研究带来的受益却往往从社会层面来解读。这种风险收益的不均衡也启发我们思考：是否应当将社会层面上的责任赋予到个体身上？

1998 年 12 月 17 日，冰岛议会投票《卫生部数据库法案》（*The Health Sector Database Act*），投票结果为 36 名议会成员表达了同意，24 名反对以及 6 名弃权。最终法案通过，允许美国的 deCODE 基因公司获得冰岛公民的医疗记录和基因数据。deCODE 公司的主要目的是将冰岛保护完好的家族资料同医疗记录、基因信息结合，来建设一个巨大的人类生物样本数据库（Potts，2002）在此基础上，研究中风，糖尿病，精神分裂症等一些重大疾病的发生机理。对于冰岛政府来说，

---

① 引自 2014 年 9 月 10 日"全球基因组学健康联盟"《基因组学与健康相关数据负责任的共享框架》，《框架》规定，负责任数据共享的核心要素为：透明度；问责制；契约；数据的质量与安全；隐私、数据保护和保密；风险—收益分析；赞誉及归属；可持续性；教育和培训；访问和传播。参照华大基因研究院生命伦理和生物安全审查委员会（BGI‐IRB）http：//genom-icsandhealth. org/files/public/Framework%20%28Chinese%20translation%29. pdf。

签订这项协议除了每年可以获得 700000 美元的年费以及 6% 的公司股份以外，还有利于刺激本国高新技术产业的发展，促进就业，推动经济等。（Icelandic Parliament Notes to Bill：1998－1999）

　　对于数据库的知情同意问题，草案中开始认为不需要任何的同意程序，因为数据是通过匿名化方式共享。然而这项草案很快在国际上引发强烈的反对，最终法案包含了"退出"选项，如果不想让自己的数据纳入到数据库中，可以填写表格申诉（Rose，2001）但是申诉有时间限制，如果超出规定的时间，已经纳入到数据库中的个人数据是无法撤消的。

冰岛生物样本库的建立可以推进就业和当地经济的发展，符合共同利益。但是最终很多公民"退出"样本库，对 deCODE 公司从"信任"转化为"不信任"，与数据库没有重视知情同意程序有很大关系。议会草案中认为不需要任何的同意程序就可以使用这些数据，这无疑剥夺了公民自主选择是否参与的机会，使得公民丧失了对自己样本的控制权。其后法案修改为包含"退出"选项，然而却规定必须在一定时间之内申诉，这也增加了公民的顾虑，最终很多公民退出了冰岛生物样本数据库（Tutton，2004）。

生物样本数据库不能提供未来研究的详细信息，与标准知情同意过程相悖，可以成为公民拒绝承担"责任"的理由。对于公民来说，是不需要为不可预知的事情负责的。如果要论证公民为何有义务参与到生物样本数据库，必须证明公民无法脱离社会而存在，并且公民权利需要社会的保障。公民对自我健康负责，但作为家庭、社会和人类中的一员，公民自我健康与他人健康紧密相关。列维纳斯指出，首先，"他者"的出现，让自我意识到自己的被抛性。"我是他者的人质"，"自我"的独立、自主、自由被外在的"他者"打破。其次，他者通过"面貌"与"自我"相遇，面貌是"一种他者向我显现的方式"，虽不可捉摸但真切存在。列维纳斯提出，关系理性"是一种在超越实体化、单子化个人的社会关系中，去理解'个体的存在规定、生存意义和根据的理性'"（列纳维斯，2006）。"当我们意识到个体生存建立在社会之上时，我们维护共同的善与个体自由权变的同样重要"（Cadigan & David，2009）。公民对社会的义务建立在其享有的权利之上。健康医疗大数据研究包含了社会的核心价值"共同的善"。公民的自由选择权也意味着公民有促进社会共同利益的义务，公民"自我价值"在与"他者"共同价值的交汇中实现从这个角度来说，公民应当参与生物样本数据库。

自主性原则要求公民自主对涉及自身的事务作出决策，但是由于个体之间存在差异，对于自主性原则的要求也不同。因而，公民对自主性原则的看法离不开对自身的理解，也就是说，自主选择权利真正有价值的在于其所选择的行动。公民基于自身价值观所做出的符合自身最大利益的选择。

然而公民所做的选择并不能脱离所处于的社会背景，如果集体利益在某些方面与公民的选择重合，那么共同的善就与个人利益符合。生物样本数据库作为一种共同的善，完成这种共同的善意味着完成了自己对美好生活的追求。

可以看出，个体与集体的利益关系是相互缠绕，而非绝对二分的关系。因为集体是由个体构成的。但从个体行动的出发点是以自我为中心扩散开的场域。共同善建立在不同个体的偏好之上，因而，实现共同善要求每个个体都有追求幸福的权利。在此基础上，共同善可以理解为与个体对于幸福的偏好和理解相符合。但是个体处于社会之中，因而，公民对于幸福的理解受所处社会的影响。

健康医疗大数据研究与人体试验有很大区别。《赫尔辛基宣言》中"只有对研究主体有利的研究是正当的"的规定，在生物样本数据库语境下，这种研究因为追求社会利益而可以得到辩护（Allen，2011）。因为国家生物样本数据库作为一种集体公有数据库，与之相关的生物医学研究会造福社会。参与生物样本数据库并非公民必须要履行的"责任"，但从社会层面来说，公民参与可以推进"共同善"，即医学的发展。因而公民有义务为社会做出贡献，这种义务应当与个人权利相平衡。

本书借鉴霍布斯的契约理论，将宽泛同意下的生物样本数据库和知情同意下的生物样本数据库看作两种不同类型的民主社会：知情同意下的生物样本数据库是原子式社会，公民个人权利重过整体利益，是理性的、孤立的"自由人"，公民着重从个体角度衡量参与生物样本数据库的风险—受益，因而倾向于不参加生物样本数据库；而宽泛同意下的生物样本数据库则是集体式社会，公民通过与国家签订契约，让渡部分权利，生物样本数据库就是个体所放弃权利的总和，对内可以推动生物医学发展，使参与者的健康得到保障；对外可以保护本国基因资源不被他国窃取，维护国家安全，公民从整体角度权衡风险—受益，因而倾向于参与生物样本数据库。特定同意不利于生物样本数据库的构建，生物样本数据库平台的共享特性和基因信息的共享特性使得独立的、自由的、利己主义的特定同意的施行面临困难。

如果用"宽泛同意下的集体式社会"来看待生物样本数据库，需要构建与特定同意不同的道德规范体系。特定同意中原有的价值取向，如对个体自主决定权的尊重，将受到挑战。在"集体式社会"中，公民参与样本库是基于一种对社会的"义务"和"责任"，"参与者"具有主动性意义。整个知情同意的过程，就是公民主动参与的过程，参与者与研究者具有了一种"合作伙伴"的意味，寻找共同利益，为科学和医学的发展做出贡献。生物样本库信息流动不再是自上而下模式，而是一种双向流动。不同的公民参与形塑出不同类型的生物样本数据库，如审慎型（deliberative）、集团型（consensus seeking）、商业型（commercialized）和权威型（authoritarian）（Corrigan & Tutton，2006）。这种"自愿"的生物样本库中，公民是"积极、知情、负责"的行动者，在知情同意过程中，公民并不将医生或研究者作为知识的唯一来源，而是通过多种渠道收集和获取知识来主动决定是否参与生物样本数据库，而这也建立在一种知情对话基础上，来自科学家在公共审议中的张力，即科学家在生物样本数据库建设中适度采纳参与者的建议。

宽泛同意可以看作是生物样本数据库增加公民信任的一种工具性手段。如果没有宽泛同意过程，可能会颠覆公民"自愿"参与样本库的精神气质。而通过这一过程，公民和样本库就样本如何使用初步达成了一致，公民授予数据库"样本"的使用权，数据库按照契约为推进"共同利益"而努力。但由于公民而非数据库将承担因为数据泄露带来的风险，所以公民有随时撕毁契约、退出的权利。

尊重公民的自主性和自我选择的知情同意权并不意味着与健康医疗大数据的发展相悖。如果生物医学研究包含个体认可的核心价值，如精准医学的发展，那么个体利益与集体利益重合。在此基础上，参与者参与生物样本数据库，而生物样本数据库管理者（政府、科研机构、医院、企业）最大限度的保护参与者的利益，从而达到个体利益与共同利益的统一。

第五章 宽泛同意实践中
信任的建立

第一节 宽泛同意中的信任

宽泛同意的施行部分取决于参与者对于研究者/生物样本数据库的信任，对于宽泛同意信任意涵界定主要有以下两个角度：一是从施信者角度进行研究，主要关注个体的信任倾向与信任行为，表现为对参与者自主权的尊重，充分考虑和尊重其个人价值。有学者将数据共享定义为一种主观信念，如理解为一种有待证实的冒险行为，或对他人行为的期待，如促进对科学数据价值的认识等（盛小平、吴红，2019）。国外学者做了很多经验性研究探讨数据主体特征，如共享主体对隐私的态度、对宽泛同意的态度、以往经历等对信任程度的影响。伴随着共享范围的扩大，患者对研究组织、监督机构或政府的信任程度决定了他们对数据研究用途的支持程度。另一个研究进路是将信任看作"不确定情况下"的理性判断，如阿卡维等用演化博弈模型研究医疗数据共享中不同个体分享数据时的信任度并对信任演变行了数值分析（Akkaoui，2020），但很多学者指出这仅仅从利益得失的角度进行理性计算，忽略了个体情感因素对信任产生的影响（Woolley，2019）。二是从受信者的角度进行的研究，信任产生的过程始于受信者客观的可信性（trustworthiness）。受信者可能是一种技术，如区块链和云存储或者某个数据库，如有学者发现数据平台的信誉与信任有重要关系（Kaufma et al.，2009），隐私和安全性是信任的首要原因（Hodge，2019）。这些研究表明，施信者（人）和受信者（人、技术、数据库）是互动的，如患者信任采集生物样本的医生，同时也对储存样本的数据库产生信任（Fitzpatrick et al.，2009）。

研究者还区分出信任信念和信任意图：信任信念是指数据主体相信数据库至少有一种特征对自己是有利的，国外学者开展了大量经验研究，并验证了生物样本数据库的不同特征，比如透明、公正、平等等对于信任的影响（Goldman et al.，2008）。信任意图发生于个体或者机构带有试图可信任的意图，并且将主体的利益考虑其中，如患者信任"病床边的陌生人"获取其基因和医疗数据信息。通过施信者和受信者的频繁互动，施信者基于受信者过往行为的信誉，期望其利益会被维护。信任与数据共享互为因果，互动基础上形成高水平信任（张建楠等，2020）。

共享信任的产生是一个多维度的复杂机制是大多数研究的共识。国内学者着重从工具理性的视角提出对策建议（黄娜娜等，2020），另外，陈凡、蔡振东（2020）也对区块链技术所导致的负向社会冲击作出反思，并建议给予社会预警和社会调试；也有学者从伦理维度出发（张建楠等，2020），认为公开性和透明度等伦理准则有助于提高信任水平；有学者从法律法规维度出发，提出数据主体与研究者签订数据信托合同（席月民，2021）；从权威管制迈向多主体共治，进而建立人们相互充分信任的、社会福利最大化的数字社会（邱泽奇，2019）。国外学者卡尔克曼等对截至2018年8月发布的41项医药卫生领域以"信任"为基本指导原则的数据共享原则规范进行系统审查结果显示，尊重/保护隐私、问责制、透明度、参与度、可及性、数据质量、保护机密性等原则与"信任"密切相关（Kalkman et al.，2019）；但这些原则之间存在着潜在矛盾，如透明度太强可能会对可及性产生反效果；很多学者将知情同意过程被看作是维护信任的主要方式和手段，通过知情同意过程，数据主体对数据使用者、持续时间和目的有清晰的认知，同时很多学者担忧宽泛同意模式会降低参与者与研究人员之间的信任水平（Williams et al.，2015）。

国内外学界对宽泛同意中信任的建立提出了不同分析框架，如通过工具理性引入区块链、博弈论促成"个体理性"与"集体理性"，从而实现与维持共享秩序。在很多文献中，信任与可信性两者之间的区别并不是很清楚。对于基因和医疗数据共享信任的研究聚焦于提升可信性的经验性研究，如平台自身的技术特征的可靠性和可信性、平台所代表的管理主体的可信性、以及平台所提供的信息、产品和服务的可信性等，而关于数据主体如何"安置"信任的哲学研究尚且缺乏，局限于机制设计的"外部"视角忽视了制度规则由行动者共享着内部调整的可能性及对其合作行为的积极影响。现有来自案例、调研的跨文化证据表明不同文化对于基因与医疗数据共享信任存在差异，如何在中国文化背景下建立持久的信任文化是尚待解决的问题。

第二节　已有各国调研报告分析

　　宽泛同意的设计是价值权衡的落实机制，即通过对宽泛同意有针对性的设计，使其在应用中所呈现出来的价值不当性得到矫正。在实践中，对于宽泛同意的设计往往是基于问卷、访谈等方式对公民态度调研基础上的。通过调研，可以了解参与者希望知情的内容，参与意愿的主要影响因素以及参与动机等，为政策制定者平衡公民意愿与生物医学研究之间的关系，增强公民的参与度和信任度提供借鉴。将这些调研对比，可以发现不同地域公民对宽泛同意的共同担忧和存在的差异。

一　参与动机：出于共同善的期待

　　在基于大数据的知识发现中，生物样本数据库是主要研究平台。此前很多国家针对生物样本数据库的建设做了不同类型的调研，通过调研结果，可以看到普通公众对于生物样本数据库的建设的态度。如 Fitzpatrick 等人问卷调查了爱尔兰共和国 259 名 20—75 岁的男性前列腺疾病患者（41.4% 为中等教育水平），发现大部分（84.5%）被调查者对于组织细胞捐献持积极态度，并且支持前列腺细胞用于新疗法的研究（92.4%）。相较于商业性研究（39.4%），更多人支持非商业性研究（88.9%）。而对于样本未来用途，过半的受访者（57.2%）持积极和开放的态度，与此同时，大部分人（80%）对研究者合理用途保持信心（Fitzpatrick 等，2009）。公众对于生物样本数据库的出现持有开放态度，支持将自己的样本和数据用于未来的生物医学研究，愿意成为大数据浪潮中的一员。

　　在参与动机上，大部分参与者出于"利他"和"共助"动机，期待生物样本数据库开发新药品和新治疗方法，参与生物样本数据库是从社会群体层面的互惠行为（Bates et al.，2005；Gottweis 2002；Tambor et al.，2002）。由此可见，公众对于健康医疗大数据的研究大多没有短期内获益的预期，而是从整体视角，即数据能够推动生物医学发展的角度来看待，这也能解释之前公众对于生物样本数据库的高接受度。然而当数据越来越成为一种"资源"，成为可转化为经济利益的工具，可能会给公众此前的认识造成冲击。当随手捐赠的样本和数据可以转化成为具有商业前景的产品，这种"利他"和"共助"的动机是否还能维持？一部分调研彰显公众参与动机的复杂性。有学者认为，在参与者捐献数据过程中，可能存在非利他主义动机，比如捐赠会对参与者有某些潜在的好处等，如金钱方面的回馈（Cadigan & David，2009），或宗教因素，在阿赫拉姆（Ahram）等人的研究中，61.2%的约旦受访者表示会因为宗教因素影响参与决定（Ahram et al.，2014）。

有关公众对于生物样本数据库态度的讨论中，一个假设就是教育程度越高对生物样本数据库的接受度就越高。然而调研结果表明教育程度与加入生物样本数据库意愿并不必然正相关。在欧盟做的一项调研中发现，受教育程度最低的对于健康医疗大数据研究也最不关心，受过高等教育的公民体现出更强的参与意愿（Cadigan & David，2009）；而芙丝（Voss）等人研究表明伴随生物技术知识总体增加对于生物样本数据库的支持率反而降低（Voss et al.，2000）。由此的启示是，在宽泛同意过程中，针对不同教育程度的参与者，可能需要采取不同方式，与当地的实际情况也有密切联系。

在参与决定上，卡迪根（Cadigan）和大卫（David）[①] 通过调研发现很多参与者在正式参与前就表达了参与意愿，依靠自己的背景知识来做出是否参与的决定。此外，周围同事、朋友、亲友等参与生物样本数据库的行为会影响公民的参与意愿。他们发现公民在参与之前很少认真阅读知情同意书，而访问生物样本数据库或打电话给管理部门的主要原因在于对自己基因信息安全持怀疑态度。

生物样本数据库被赋予了"共同善"的含义，公众倾向于它会保护公

---

① Cadigan 和 David 通过采用半结构化访谈和自由问答问卷，询问了 29 名健康公民是否愿意将生物样本捐赠给环境型遗传多态性注册中心（Environmental Polymorphisms Registry，EPR）的看法。

众的合法权益，"完美的"推动生物医学的发展。可以说，生物样本数据库的建设和发展，是以公众的信任为"基"的。虽然在大数据的图景中，即使科学家本身，也无法把握这些数据和样本未来的走向，但生物样本数据库必须建构一套负责任的运行体系，制衡信息滥用，以契合公众的初始信任。

表5.1   不同国家、群体健康医疗大数据研究参与意愿

研究者	调研对象，调研方法	研究发现（参与意愿）
Aaro Tupasela Sinikka Sihvo Karoliina Snell et al.	随机抽取芬兰25—65岁2400名居民，通过邮寄方式开展问卷调查，问卷返回率为50%	大部分受访者（83%）愿意捐赠血样用于医学研究，34%受访者认为不会对研究使用样本设定任何限制
Yi Ma Huli Dai et al.	共调研了两组对象，一组为上海仁济医院不同疾病的患者，另一组为两个郊区（外港和闵行），三个市中心区（黄浦、徐汇、长宁）的公民，调研方式为个人访谈	64.7%的受访者（67%患者和61.75%普通公民）愿意参与健康医疗大数据研究，28.9%的受访者（25.3%患者和33.5%普通公民）拒绝捐赠。捐赠意愿受年龄，工作和受教育水平等因素影响，年轻的学生、白领、受到更高层次教育的受访者更愿意捐赠样本，此外，捐赠意愿还与个体对医疗机构的信任状况相关
Mostafa Abolfotouh Mohammed Jumah	调研了阿卜杜拉阿齐兹医疗城1051名成年人，调研方式为个人访谈	68.8%受访者愿意捐赠样本用于研究，女性明显比男性更愿意捐赠（85.4% vs 72%），此外，捐赠意愿受教育程度，是否有子女，是否曾经有过查血历史等影响
David Kaufman Juli Bolinger et al.	调研对象为3789名美国退伍军人，调研方式为网络在线调查	77%受访者愿意将样本用于研究，非拉美裔黑人（64%）比非拉美裔白人（78%），拉美裔（84%）、非拉美裔的其他族群（79%）更不愿意将样本捐赠，女性比男性更愿意参与健康医疗大数据研究（89% vs 76%）

续表

研究者	调研对象，调研方法	研究发现（参与意愿）
Mamoun Ahram Areej Othman Manal Shahrouri	调研对象为3196名18岁以上约旦公民，调研方式为个人访谈	仅有25%受访者听说过"生物样本"一词，63.8%受访者愿意将生物样本捐赠给数据库，受访者捐赠意愿与年龄、受教育程度相关
Johannes Starkbaum Herbert Gottwis et al.	调研对象为在德国全国范围内选取来自不同地区，年龄段和文化背景的15组受访者，调研方式为小组访谈形式，注重组内互动给成员带来的影响	36%的受访者愿意捐赠血液样本，39%的受访者愿意捐赠手术中的组织样本，47%的受访者愿意提供基因信息，43%的受访者愿意提供自己的病历，38%的受访者愿意提供生活习惯数据
Jakub Pawlikoki Jarosław Sak Krzysztof Marczewski	调研对象为59个收集和存储人类细胞和样本的机构（包括地区献血机构，医院血样和组织样本库等）。调研方式为发放匿名问卷	大部分机构（92%）在收集样本时会获取书面同意，只有54%的生物样本数据库中参与者有和专家讨论捐赠事宜的机会，29%的机构会提供信息手册，大约三分之一的被调研样本库对未来样本的使用不会获取再次同意，四分之一的受访者认为患者没有权利知道未来样本的使用途径

二　隐私顾虑

在健康医疗大数据时代，人们的隐私观念也在发生翻天覆地的嬗变。通过综合调研结果，可以发现在隐私方面，公众主要担忧以下三方面的问题：1. 数据和样本的安全性，（Aaro Tupasela）等人调研发现部分公民对样本和数据安全性的担忧（Tupasela，2010）；2. 隐私泄露后基因歧视以及数据滥用，在 *Is it in My Genes*？报告中，受访者表达了对于基因检测可能给部分"缺陷"公民带来影响的担忧（King Baudouin Foundation，

2003）；3. 多方利益涉入问题，在英国焦点小组访谈中（UK Focus groups），受访者表达了对多利益关系，尤其是商业资本涉入导致基因信息失控的顾虑（Levitt & Weldon，2005）。可以预见，随着数字化医疗的进一步推进，医疗设备、医疗系统、医院信息网络系统存在的漏洞会让隐私问题会更为尖锐。隐私泄露以后，可能对数据主体带来多方面的风险，如基于基因信息的歧视和不公正对待，将人们分类、歧视性划分和对待，这也是公众对于隐私的重要顾虑。

隐私强调的是个人对个人信息的控制，指向谁可以获得个人信息以及通过何种方式获得个人信息，这其中也包含对"我"本身是否获得个人信息的授权——"不知情基因检测结果"的权利。什克罗鲍奈克等人在挪威做的调研中，受访者愿意从研究中得到有关他们自身基因信息的回馈，因为这样对于未来健康会有帮助（Skolbekken，2010）。霍耶（Hoeyer）等人的调研中也有同样的发现，受访的瑞典公民认为如果有治疗方式的话，愿意知道基因遗传疾病的相关信息（Hoeyer et al.，2004）。但也有受访者不愿意知情基因检测结果，在卡森斯（Counsins）等人做的调研中，18% 受访冰岛公民如果某种疾病当前没有治疗方法，就不愿意知道这项疾病的诊疗结果；阿赫拉姆（Ahram）等人的调研也发现 39.2% 受访者会因为研究结果可知而影响是否参与健康医疗大数据研究的决定（Ahram 等，2014）。宽泛同意过程中必须充分尊重数据主体的选择自由，体现数据主体作为意志自由的个体的特征。保护数据主体的隐私是个人尊严和自由的具体体现，宽泛同意需要充分体现个人隐私利益的基本诉求，同时平衡数据共享。

调研结果表明，不同文化传统对于隐私的价值定位不同，这与隐私概念的"个体性"有关，齐美尔指出，直到文艺复兴时期，人们才形成个体性概念——个体内在和外在的自由状态。① 个体性的出现是伴随同质化的中世纪生活方式的解体而出现的，到了大数据时代，对于集体化、规模化的要求卷土重来，这就需要习惯了自由化、个性化的主体通过与社会磋商的方式寻求可接受的隐私域。

---

① Simmel. G. ， Freedom and the individul， 1971 In D. Levinc （Ed. ）， Georg Simmel on Individuality and Forms，pp. 217 – 226. University of Chicago Press，p. 217.

三　对宽泛同意接受度存在较大差异

根据汇总的 7 个调研（表 5.2）来看，各国公民对宽泛同意表现出的接受度呈现出很大差异，支持宽泛同意的比例从 34%—71% 不等，支持特定同意的国家从 3%—57% 不等。

古德蒙兹多蒂（Gudmudsottir）和诺达尔（Nordal）（2007）调研冰岛公民发现，57% 的公民都认为新研究在重新使用生物样本的时候，需要再次和样本所有者取得联系。图帕塞拉（Tupasela）等人（2007）在芬兰做的调研中，22% 的受访者表明他们赞同宽泛同意，44% 的受访者在捐赠样本的时候按照他们的自己的意愿选择同意模式。大寻（David）等人调研表明，仅有 14% 的受访者支持"退出"模式，而高达 50% 的受访者表示哪种同意模式都不满意（David 等，2012）。不同国家和地区之间对于宽泛同意的态度有很大差异：例如瑞典公民支持宽泛同意的比率达到了 72.2%，而在马毅（Yi Ma）等人在上海仁济医院所作的调研中，对宽泛同意的支持率仅为 12.1%。

尽管受访者赞同的同意模式不同，但大多认可知情同意在保护个体隐私权益上的作用。例如，在埃里克森（Eriksson）的研究（2007）中，94% 的受访者认可在基因检测之前需要有知情同意的过程。但也有公民认为知情同意过程并不重要，如道森做的重点集体访谈中，部分受访者认为使用其样本和数据并不总需要知情同意（Dawson，2001）。

通过对当前学界调研总结发现：（1）大部分公民对生物样本数据库建设出于"共同善"动机，愿意加入生物样本数据库，对生物样本数据库的信任程度也影响其参与热情。（2）公民非常关注加入生物样本数据库的隐私问题。（3）在知情同意模式上，不同国家的公民表现出差异性，应结合当地公民态度调研以及本地文化及隐私观念等，制定出相应的同意模式。

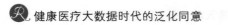

表5.2　　　　　　各国、不同群体公民知情同意态度调研

研究者	调研对象、调研方法	宽泛同意	一次同意	知情同意模式	准入	退出
Tupasela A. Sihvo S. Snell K. et al.	随机抽取芬兰25—65岁的2400名居民，通过邮寄调查问卷，问卷50%的返回率	34%	42%	30%		
Yi Ma Huli Dai et al.	共调研了两组对象，一组是来自上海仁济医院的患者，另一组是来自两个偏远地区（外港和闵行），三个市中心区（黄浦、徐汇、长宁）的患者，通过个人访谈的方式进行	12.1%		40%		
David Kaufman Juli Bolinger et al.	3789名美国退伍军人，在线调查	39%	8%	50%	90%	86%
Johannes Starkbaum, Herbert Gottwis et al.	在德国全国选取了15组受访者，来自不同地区，年龄段和文化背景，采取了小组访谈的形式，注重组内互动给成员带来的影响	18%		78%		
Muhammad M. Hammami Sahar Attalah Mohammad Al Qadire	调研了沙特阿拉伯一家照护医院902名病人，通过调查问卷的形式，还访谈了10名参与者保证问卷的真实性	50.8%	21.2%	17.3%		

续表

研究者	调研对象、调研方法	宽泛同意	一次同意	知情同意模式	准入	退出
Kettis – Lindblad	在瑞典利用电脑随机抽取了 6000 名 18—80 周岁公民，通过邮寄问卷的方式进行	72.2%	25.4%			
Jakub Pawlikoki Jarosław Sak Krzysztof Marczewski	向 59 个与收集和存储人类细胞和样本的机构发放匿名问卷，包括地区献血机构，医院血样和组织样本库等	38%		48%		

当前中国公民生物样本数据库知情同意态度调研都在上海、北京、杭州等发达地区开展，尚缺乏农村和偏远地区公民对于生物样本数据库的态度调研数据。本研究在山东农村进行实地调研，并与北京学生和白领的调研结果进行对比分析，旨在了解农村受访者对生物样本数据库宽泛同意的态度。

第三节　针对不同背景公众宽泛同意态度的调研

一　调研对象选取

为了解农村地区公民宽泛同意态度和观点，作者于 2018 年 1 月和 2 月选取了 105 名山东省日照市乡镇卫生院患者进行访谈，同时也调研了 104 名北京白领和学生作为对照组。两群体具有以下方面差异：第一，文化程度差异，前者全部为本科以上学历，而后者全部为高中及以下学历；第二，健康及就医条件差异，前者为健康人群，后者为患者群体，由于"小病在社区、大病在医院、康复回基层"分级诊疗模式的施行，该群体所患疾病多为"小病"，享受"城镇医疗保险"；第三，工作环境区别，前者为学生或白领，后者为农民或乡镇饭店打工者、理发店打工者、超市售货员等服务行业从业人员；第四，年龄差异，前者年龄全部为30周岁以下，后者年龄跨度为35—75岁。

乡镇卫生院调研对象中，男性为60人，女性为45人，高中及以下学历105人，占比100%。重点大学调研对象中，男性为45人，女性为59人，本科生49人，约占比47%，研究生及以上55人，约占比53%。

对于北京学生和白领，通过微信平台，采用问卷星软件进行调查。而山东省日照市乡镇卫生院患者则通过实地走访奎山、虎山、三庄、夏庄四地随机选取，考虑到部分基层就医人员在阅读、理解问卷方面存在困难，调研人通过访谈方式协助被调研者完成问卷。

二 数据分析

94.7%的受访者愿意向生物样本数据库捐赠样本，乡镇患者比北京学生和白领捐赠意愿稍高。这表明在本次调研中，受访者在教育程度、年龄、工作经验等方面的差异对参与样本数据库的意愿没有造成显著差异。北京学生和白领并未因为受过更高层次的教育而倾向于加入/不加入生物样本数据库（$P > 0.05$）。

表5.3　　　　　　　不同调研对象捐赠意愿差异

调研群体		捐赠意愿		愿意捐赠占比（%）	X^2	P 值
		是	否			
乡镇患者		100	5	95.2		
重点大学学生	本科生	46	3	94.2	0.055	0.973
	研究生及以上	52	3			
总体		198	13	94.7		

三　同意模式

调研结果表明，乡镇患者选择"无须知情同意"（28.6% vs. 7.7%）、"宽泛同意"（47.6% vs. 19.2%）的比例显著高于北京学生和白领。在同意模式方面，乡镇患者更倾向于"宽泛同意"，而北京学生和白领则更愿意选择每次研究都重新知情同意的"特定同意"，这也表明教育背景、工作经历、年龄等对同意模式的选择有一定影响（$P < 0.05$）。

表5.4　　　　　　不同调研对象知情同意模式选择差异

调研群体		同意模式			X^2	P 值
		无须同意	宽泛同意	特定同意		
乡镇患者		30	50	25		
重点大学学生	本科生	4	7	38	20.461	0.000
	研究生及以上	4	13	55		
总计		38	70	88		

四　知情同意书设计

根据对涉及生物样本数据库知情同意伦理准则的总结与梳理，本研究考察从以下三个方面调研公民对于知情同意书设计的态度：（1）是否应包含生物样本数据库简介、样本将被何人获取、用于何种研究；（2）是否应包含样本存储时长；（3）是否应包含样本库为保护公民隐私采取的措施内容。

从调研结果看，85.7%的乡镇患者和94.2%的北京学生和白领认为知情同意书中应当包含"生物样本数据库的简介、样本将被何人获取、用于何种研究"。两组被调研者在学历、生活背景等方面的差异并没有对此方面的态度产生差异（$P > 0.05$）。

而对于知情同意书是否应当包含样本存储时长，两组被调研者表现出较大差异（$P < 0.05$），仅有19.0%的乡镇患者认为需要提供样本存储时长方面的信息，而过半（53.8%）北京学生和白领认为有必要提供样本存储时长。

两组被调研者在知情同意书是否应包含"生物样本数据库为保护公民隐私采取的措施"上态度相近（81.0% vs. 79.8%），都很关注样本数据库对于隐私保护采取的措施。

表5.5　　　　　　不同调研对象知情同意书设计选择差异

调研群体		是否要求提供生物样本数据库简介、样本将被何人获取、用于何种研究		同意占比（%）	X^2	P 值
		是	否			
乡镇患者		90	15	85.7		
重点大学学生	本科生	47	2	94.2	2.292	0.318
	研究生及以上	51	4			
总计		188	21	90.0		

调研群体		是否要求披露样本存储时长		同意占比（%）	X^2	P 值
		是	否			
乡镇患者		20	85	19.0		
重点大学学生	本科生	28	21	53.8	8.880	0.012
	研究生及以上	28	27			
总计		76	133	36.4		

调研群体		是否要求披露样本库所采取隐私措施		同意占比（%）	X^2	P 值
		是	否			
乡镇患者		85	25	81.0		
重点大学学生	本科生	41	8	79.8	0.550	0.759
	研究生及以上	42	13			
总计		130	79	62.2		

调研群体		是否可随时退出		可退出占比（%）	X^2	P 值
		是	否			
乡镇患者		50	55	47.6	7.460	0.024
重点大学学生	本科生	38	11	76.9		
	研究生及以上	42	13			
总计		130	79	209		

五　结果反馈

大部分被调研者（89.95%）愿意从样本库获取其所捐赠样本的检测结果，北京学生和白领（94.2%）比乡镇患者（85.7%）比例更高，学历、生活经验方面的差异未对检测结果态度造成较大影响（$P > 0.05$）。

表5.6　　　　　　　　不同调研对象结果反馈选择差异

调研群体		是否愿意获取检测结果		愿意捐赠占比（%）	X^2	P 值
		是	否			
乡镇患者		90	15	85.7	0.192	0.099
重点大学学生	本科生	44	5	94.2		
	研究生及以上	54	1			
总体		188	21	90.0%		

六　未成年人代理同意

从调研结果看，38.1%的乡镇患者和55.8%的北京学生和白领认为应当"父母代理，成年后自主决定"，14.3%的乡镇患者和7.7%的北京学生和白领认为应当"父母代理决定"，而47.6%的乡镇患者和36.5%的北京学生和白领认为应当"自主决定"。男性乡镇患者比女性乡镇患者更愿意由家长代替子女做出选择，说明性别对于"父母代理"决定的态度具有一定影响（$P < 0.05$）。

表 5.7　　　　　　不同调研对象未成年人代理同意反馈选择差异

调研群体		性别	父母代理，成年后自主决定	父母代理	自主决定	自主决定比例（%）	X^2	P 值
乡镇患者		男	30	20	15	47.6	6.592	0.037
		女	10	0	35			
重点大学学生	本科生	男	9	1	6	36.5	0.547	0.761
		女	15	2	16			
	研究生及以上	男	17	3	9		0.287	0.866
		女	17	2	7			

七　对宽泛同意实践模式的启示

在本次调研中，对于是否愿意参与健康医疗大数据研究，94.7%的调研对象选择"同意"，被调研公民的参与意愿没有受年龄、性别、文化背景、价值观、教育程度等因素的影响。但这与部分研究者的调研结果存在差异，如欧盟做的一项调研发现，受教育程度最低的对于健康医疗大数据研究也最不关心，受过高等教育的公民体现出更强的参与意愿，因为受过高等教育的公民对健康医疗大数据研究性质有一定了解，并认可其对生物医学发展的意义（Cadigan 等，2009）。艾祖马（Aljumah）等人调研结果表明，68.8%受访者愿意捐赠样本用于研究，女性明显比男性更愿意捐赠（85.4% vs. 72%），此外，教育程度、是否有子女、是否曾经有过查血历史等影响捐赠意愿（Aljumah，2011）。Yi Ma 等人发现 64.7% 的受访者（67%患者和 61.75%普通公民）愿意捐赠他们的样本用于研究，28.9%（25.3%，33.5%）受访者拒绝捐赠，捐赠样本的意愿随着年龄，工作和受教育水平有很大差异，年轻的学生或白领或受到更高层次教育的受访者更愿意捐赠样本（Ma 等，2012）。与上述调研结果不同，本调研中的乡镇患者并没有因为未受过更高层次的教育而不愿意参与生物样本数据库。通过调研过程中对乡镇患者捐赠动机的访谈，乡镇患者的积极参与意愿可以从以下方面解释：

第一，对于旨在促进社会总体福祉的健康医疗大数据研究的认可。通过访谈可以发现，大部分乡镇患者出于"利他"和"团结"动机，愿意参与健康医疗大数据研究，推进生物医学事业的发展，期待生物样本数据库开发新药品和治疗方法，从社会层面实现互惠。也有部分乡镇患者的参与动机受个人身份影响，如身为共产党员或曾在政府部门工作，对于社会共同利益具有责任感。

第二，农民从农村医疗体制改革中切实获益，对医疗机构信任程度提高。在调研中，了解到上级卫生部门要求地方卫生院定期对农民体检，对相关疾病"早发现，早治疗"，乡镇卫生院的基础设施也逐步完善，方便农民就近就医治疗，农民满意度提升。此外，与仁济医院患者相比，本次调研的患者大部分是"小病"，享受国家新型农村合作医疗补助，且户籍所在地离就医地较近，所以不存在"因病返贫"的问题。

第三，乡村医生与患者建立起良性互动关系。与上海仁济医院患者认为"医生给患者做检测是为了从院长或保险公司获取不当利益"（Ma 等，2012）不同，本次调研的乡镇患者对于医院和基层医生信任程度较高。在访谈中，一名村民认为，"如果是基层医生来（采集样本），我就愿意，如果是别人来，我才不愿意。"正如德国社会学家韦伯所说，"中国人的信任是建立在血缘共同体基础之上，是难以普遍化的特殊信任。"（韦伯，1995）在一定地理辖区范围内，患者通过与乡镇医院医生频繁交往，对其医疗技术和行医动机建立起信任，这种信任是基于"血缘"和"地缘"建立起的长期联系。

调研结果表明，乡镇患者对知情同意制度重视度不够，甚至认为样本的采集过程无需知情同意，一方面，反映出其对基层医生的信任；另一方面，也表现其对知情同意制度意义的认识亟待加强。虽然基因研究对参与者带来较小身体伤害，但是样本库研究会暴露参与者基因信息，其后果正如《人类基因数据国际宣言》（*International Declaration on Human Genetics Data*）所说，"人类基因数据具有特殊价值……它们可能会给参与者的家庭，包括子孙后代带来显著影响……可能包含一些在收集样本的时候无法知晓的重要信息，对于个体和群体可能具有重要的文化意义。"因而，健康医疗大数据研究对于知情同意的要求比临床人体试验更加重要，与文化程度较低的乡镇患者相比，北京学生和白领对于知情同意在保护公民隐私方面的作用更为重视，大多选择"特定同意"模式（每次有新的研究重新获取同意）。

但对未成年人代理同意态度却反映出乡镇患者自主决定意愿很高（85.1%），在支持未成年人自主决定是否加入生物样本数据库方面，乡镇患者同意比率甚至高于北京学生和白领（47.6% vs. 36.5%）。乡镇患者对于知情同意原则的本质——自主决定权非常重视，但对知情同意制度却漠然，一定程度上表明知情同意制度在维护公民权益方面尚存在不足。值得一提的是，乡村男性被调研者支持父母替代子女决定的比率远高于女性被调研者（14.3% vs. 0），也体现了乡村"父权文化"的痕迹。

尽管在教育程度、职业、年龄等方面存在差异，两组被调研者大部分希望知情同意书包含生物样本数据库的介绍、研究者信息、研究信息、样本数据库为保护公民隐私采取的措施。这体现出被调研者对于基因研究隐私问题的重视。这提示我们在生物样本数据库建设中，应当注重对公民隐私的保护。由于数据库管理不当而失去参与者信任的案例不胜枚举。与冰岛议会签署协议的美国的 deCODE 基因公司因数据库的知情同意问题在国际上引发强烈的反对，导致很多冰岛公民"退出"生物样本数据库。"信任"之墙可能一日摧毁，破除谣言"重建"则是一个渐进的过程。这也要求研究者和样本库管理者履行尽可能减少参与者风险、保护参与者隐私的责任。知情同意书在介绍生物样本数据库的基本情况的同时，应协助参与者对该行动的风险和效益进行评估。毕竟，参与者决定加入生物样本数据库，会直接关系到其自身福祉。在生物样本数据库的知情同意书中，应当明确表明参与所面临的风险以及参与者随时退出的权利。这样参与者能够保护自己不受超出其预期的伤害。

虽然本次调研在样本数量上、样本对象范围方面存在局限，但调研结果也反映了部分公民对于生物样本数据库知情同意的态度。尽管在学历、教育背景、年龄、生活环境等方面存在差异，乡镇患者和学生、白领在参与意愿、对样本数据库隐私保护的需求以及代理同意态度上并未表现出较大差异。大部分被调研者出于"利他"动机愿意将样本捐赠到生物样本数据库，推进"共同利益"，同时，也都希望生物样本数据库能够妥善维护公民基因隐私。对于未成年人的代理同意问题，大部分被调研者都希望在其成年后有自主决定权。调研结果也反映了乡镇患者对于知情同意制度在保护公民权益方面的作用不够重视，当前医疗机构施行的"签字同意制度"与知情同意原则之间存在鸿沟。也提示生物样本数据库政策制定者和管理者应当重视知情同意制度的建设，以规避未来基因研究可能存在的所有权纷争、隐私权维护问题、基因歧视问题。

第四节　宽泛同意模版的探讨

一　对已有国际及其他国家伦理指导原则的分析

本研究选取以下六个人体试验相关的伦理准则和法规：国际性伦理准则《涉及人的生物医学研究国际伦理准则》《赫尔辛基宣言》，区域性伦理准则欧盟《涉及生物医学研究保护人类权利和人体受试者尊严附加条例》、亚洲经济合作组织《人类生物样本数据库和基因研究数据库指导原则》，国家性伦理准则中国《涉及人的生物医学研究伦理审查办法》、瑞典《瑞典生物样本数据库法案》、美国《联邦管理条约》。按照以下四个方面的相关条目整理六项伦理准则：（1）基本信息，包括研究类型和研究目的；（2）参与条件，包括参与者的背景，同意条件和同意范围；（3）参与结果，包括参与后的收益和风险；（4）数据和生物样本的处理，包括数据保护措施以及第三方合作等。（如表5.8）对整理结果进行计数分析，某一条目被六项伦理或法规准则提及频率越高，则认为其重要性越高。（如表5.9）

表5.8　　　　　　六项伦理指导原则名称、颁布年份及机构

年份	机构	名称
1993 制定 2002 修订	CIOMS/WHO	涉及人的生物医学研究国际伦理准则
2005	欧盟	《涉及生物医学研究保护人类权利和人体受试者尊严附加条例》
2009	美国卫生与人类服务部	《联邦管理条约》第 50 部分，人体受试者的知情同意
2009	亚洲经济合作组织（OECD）	《人类生物样本数据库和基因研究数据库指导原则》

年份	机构	名称
2010	瑞典政府	《瑞典生物样本数据库法案》
2013	世界医学联合会	《赫尔辛基宣言：有关人体受试者医学研究的伦理准则》
2016	国家卫生和计划生育委员会	《涉及人的生物医学研究伦理审查办法》

（1）基本信息

所有伦理准则或法规都要求生物样本数据库提供研究内容和研究目的、数据和样本存储时间、数据和样本采集过程的说明。六部伦理准则或法规要求提供生物样本数据库设计和框架。《涉及人的生物医学研究国际伦理准则》和《人类生物样本数据库和基因研究数据库指导原则》的相关规定更加详细和全面。

六部伦理准则或法规要求说明伦理审查委员会相关情况。部分对伦理委员会的成员构成、职能范围作出了具体规定。如《赫尔辛基宣言》规定"研究需要由独立机构进行审查，包括对于研究目的，伦理等方面的权衡。对于无法取得本人同意的样本，伦理委员会作为代理同意人，基于所有者的利益、生物样本数据库的最佳利益、公共健康和社会发展等综合考虑作出决策。"这种代理决策具有不确定性，受到伦理委员会成员的构成、决策衡量的标准等因素的影响。《涉及人的生物医学研究伦理审查办法》要求"伦理委员会的委员应当从生物医学领域和伦理学、法学、社会学等领域的专家和非本机构的社会人士中遴选产生，人数不得少于7人，并且应当有不同性别的委员，少数民族地区应当考虑少数民族委员。必要时，伦理委员会可以聘请独立顾问。独立顾问对所审查项目的特定问题提供咨询意见，不参与表决。"

（2）参与条件

所有伦理准则或法规都要求公民必须自愿参与健康医疗大数据研究，并且有随时退出的权利。六部伦理准则或法规要求研究者说明退出模式及退出后样本的处理情况、参与者参与的补偿和保险范围、参与/退出是否会影响治疗及与医生的关系。《涉及人的生物医学研究国际伦理准则》指出在知情同意过程中，需要明确说明"研究与常规治疗有何区别"，这样在生物样本数据库知情过程中，参与者就不会误认为医生保留样本会给参与者带来何种实际收益"。

（3）参与结果

所有伦理准则或法规都提出要明确说明参与者的直接受益、风险，在风险告知中，公民也有"不知情"权利，例如欧盟《涉及生物医学研究保护人类权利和人体受试者尊严附加条例》规定，"每个人都被赋予知晓有关其身体情况所有信息的权利。然而，如果个体不愿意被知情，也应当尊重个体的意愿。"后续解释条款也说明"公民也许有自己的原因不愿意知情有关其身体状况特定方面的信息"。CIMOS也规定"除非对于新生儿或儿童等情况，个体及家庭不愿意知晓基因信息、包括诊断结果的意愿应当被尊重。

六部伦理准则或法律需要提供联系人信息，四部伦理准则或法律认为应当说明参与的补偿/津贴或者额外费用。

（4）数据及信息处理

所有伦理准则或法律都要求提供数据及医疗记录保密性、保密范围及限制。三部伦理准则或法律要求提供隐私权保护、数据匿名化、数据和医疗记录的使用目的。

综上可知，六部伦理准则或法律全部要求生物样本数据库提供的信息包括：研究内容和目的、数据存储时间、对于数据及样本采集过程的说明、公民是否自愿参与、随时退出的权利、参与者的直接收益、风险、数据及医疗记录的保密性和保密范围。

六部伦理准则或法律要求提供生物样本数据库设计和框架、伦理审查委员会信息、退出模式以及退出后数据和样本的处理、参与/退出是否影响治疗及医患关系、联系人信息。

由上可知，公民有权从以下三个方面知情：第一，生物样本数据库的类型、开展研究的范围、知情同意类型。虽然宽泛同意允许参与者的样本和数据用于未来多种不可预测的研究，但研究须在一定范围内进行。例如针对糖尿病收集的参与者样本，将来不可用于超出范围的研究。如果该研究具有重大意义，也应当在获取样本所有者同意的前提下进行。与空白同意不同，宽泛同意中的参与者是在一定范围内授权样本的使用，是对与研究相关的潜在风险和影响预估基础上做出的授权。第二，生物样本数据库采取哪些技术措施和其他保障手段来确保公民隐私权；第三，对涉及公民个人生物样本和数据处理方式相关决定的控制。生物样本数据库采集人员应当主动向参与者说明基因信息的特殊性，并且让公民了解将采取的保密方式。例如，说明基因信息具有家族性特征；帮助公民建立同意和拒绝的概念，因为知情同意原则尊重公民选择的权利，而非选择的责任。

本书认为宽泛同意模版除提供上述信息外，也应当说明样本所有权归属问题。美国米瑞德（Myriad）公司通过研究 BRCA 基因的物理位置和监测基因突变的方法，申请了 7 项专利。2009 年 5 月，患者起诉米瑞德公司，认为 BRCA 基因属于自然产物。经分离或者纯化后的 BRCA 基因在本质上与之前并无区别，虽然已经从人体分离，但依然不能改变其自然属性。因而美国最高法院最终判定根据自然产物不可专利的原则，米瑞德公司无权申请专利。此案引发了围绕人类基因专利的争议①。有学者认为人类组织被看作可"转让"或"拥有"的客体。人类对于生物组织细胞不拥有"所有权"而是"占有权"。人类组织细胞一旦与人体分离，谁占有谁就拥有所有权，在这种情形下，研究者、医生、生物样本数据库等可以被认为拥有所有权。但也有学者认为，自然产物不可专利，因而研究者不能对基因申请专利。由于当前法律对基因专利申请问题并无相关规定，研究者在知情同意过程中，有必要与样本所有者提前沟通样本的专利申请问题，避免类似争端。

---

① 欧盟《关于生物技术发明的法律保护指令》以及德国专利法均规定经分裂的人体基因能够作为可以获得专利的发明，2005 年，德国为了转化欧盟《关于生物技术发明的法律保护指令》，对专利法进行修改，修改后的德国专利法第 1a 条第 2 款规定，人的身体已经分离的部分，或者以其他方式通过技术方法获得的组成部分，包括基因序列或者部分序列，能够作为可以获得专利的发明，即使该组成部分的结构与自然存在的组成部分的机构相同。2010 年德国专利法修订时保留了签署条款。美国专利局也对基因、干细胞和大量人类使用的非生物产品授权专利，但对设计人体器官（包括人类胚胎和胎儿）的专利申请尚未授权（参考范长军《德国专利法研究》，科学出版社 2010 年版）。

表 5.9　　　　　　　　　　　　**伦理指导原则比较类别**

1	主要信息	3	参与后果
1.1	研究内容和目的	3.1	参与者直接收益
1.2	未来发展与变化	3.2	对所属人群和社会的非直接收益
1.3	生物样本数据库设计与结构	3.3	风险
1.4	资金来源及相关利益人	3.4	补偿金/津贴或额外收费
1.5	参与或样本储存时长	3.5	收益共享
1.6	生物材料：类型和样本数量	3.6	重大/偶然发现的回馈
1.7	数据：类型和数据量	3.7	出版数据匿名化
1.8	收集过程描述	3.8	再次联系参与者：目的和条件
1.9	样本收集：后续参与者工作	3.9	联系人/要点
1.10	样本和数据权利/所有权及转让	4	数据和生物材料
1.11	伦理审查委员会观点	4.1	数据和记录的保密程度
2	参与条件	4.2	隐私权利和过程/因素保护，数据所有以及数据和样本的身份信息
2.1	同意的维度：范围，保护及条件	4.3	健康数据的使用和目的
2.2	自由和义务参与	4.4	数据和样本的保存
2.3	取消或变更同意 未参加知情同意风险	4.5	基因信息的政策 基因分析的同意
2.4	取消：过程及结果	4.6	由参与者的医生 所在医院负责联系与收集
2.5	参与决定/自由退出（不受到所接受治疗和医生的影响）	4.7	第三方非研究目的使用数据政策
2.6	补偿和保险范围	4.8	与其他研究者共享数据和材料的政策与过程
2.7	其他选择（部分知情）	4.9	国际合作/跨国使用
		4.10	商业化以及与企业合作
		4.11	获得个体数据的权利
		4.12	废弃数据和材料的处理
		4.13	数据和材料在参与者死亡或丧失决策能力后的处理
		4.14	死亡后材料的处理

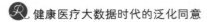

表 5.10   **六项伦理指导原则比较结果**

健康医疗大数据研究知情同意	生物医学研究指导原则（$n=6$）		
	数量	直接	间接
（1）概论			
1.1 研究内容和目的	6	所有	
1.2 未来发展与挑战	5	CIMOS，欧盟，瑞典，中国	OECD
1.3 生物样本数据库设计和框架	3	OECD	美国，CIMOS
1.4 基金来源	4	赫尔辛基宣言	CIMOS，欧盟，OECD
1.5 数据存储时间	6	CIMOS，OECD，美国，瑞典，欧盟，中国	
1.6 生物样本类型和数量	2	OECD	CIMOS
1.7 数据：类型和数量	2	OECD	CIMOS
1.8 对于数据及样本采集过程的说明	5	欧盟	美国，瑞典，赫尔辛基宣言，OECD
1.9 样本采集后续事宜	1	OECD	
1.10 样本及数据所有权和转让	1	OECD	
1.11 伦理审查委员会	6	CIMOS，中国，欧盟，瑞典，赫尔辛基宣言	
（2）参与情况			
2.1 知情范围和知情保护	5	CIMOS，欧盟，瑞典，赫尔辛基宣言，中国	
2.2 自愿参与	6	所有	
2.3 随时退出的权利	6	所有	

续表

健康医疗大数据研究知情同意	生物医学研究指导原则（n=6）		
	数量	直接	间接
2.4 退出模式以及退出后数据及样本的处理	6	所有	
2.5 参与/退出是否影响治疗及医生关系	6	所有	
2.6 补偿和保险范围	5	CIMOS，欧盟，美国，赫尔辛基宣言，OECD	
2.7 自由选择知情模式	2	CIMOS，OECD	
3 参与结果			
3.1 参与者直接收益	6	所有	
3.2 对特定群体及社会的非直接性收益	6	CIMOS，美国	欧盟，赫尔辛基宣言，OECD，瑞典
3.3 风险	6	所有	
3.4 补偿/津贴或者额外费用	5	美国，CIMOS	赫尔辛基宣言，OECD，中国
3.5 收益共享	2	CIMOS，OECD	
3.6 研究发现的回馈	2	CIMOS，OECD	
3.7 出版物中使用的数据仅包含匿名数据	0		
3.8 与参与者再次取得联系的条件	3	CIMOS，OECD，中国	
3.9 联系人	6	所有	
4 数据及信息处理			
4.1 数据及医疗记录保密性，保密范围及限制	6	CIMOS，欧盟，美国，OECD，中国	赫尔辛基宣言

续表

健康医疗大数据研究知情同意	生物医学研究指导原则（n=6）		
	数量	直接	间接
4.2 隐私权和保护，数据处理，数据和样本的匿名化	4	CIMOS, OECD, 中国	赫尔辛基宣言
4.3 数据和医疗记录的使用和目的	4	CIMOS, OECD, 赫尔辛基宣言, 中国	
4.4 数据和生物样本的保存	2	CIMOS	OECD
4.5 基因信息政策/基因分析知情	2	CIMOS	OECD
4.6 第三方非研究目的使用政策	2		CIMOS, OECD
4.7 数据和生物样本与其他研究者共享政策及过程	2	CIMOS, OECD	
4.8 国际合作生物样本及数据使用	1		OECD
4.9 商业化用途及商业合作	1		OECD
4.10 索取自身数据的权利	2	OECD	CIMOS
4.11 数据及样本的清理和销毁	2	CIMOS, OECD	

二 《个人信息保护法》颁布对宽泛同意的影响①

近年来，中国先后出台多项政策法规来规范患者样本和数据的知情同

---

① 此部分内容参照文章 Li, Xiaojie, Yali Cong, and Ruishuang Liu. "Research under China's personal information law." ? Science? 378. 6621（2022）：713－715。

意问题。1982 年《医院工作指南》规定"施行手术前必须由病员家属获单位签字同意"，但未规定获取病理标本时需要获得所有者的知情同意。1998 年《人类遗传资源管理办法》首次规定获取遗传资源需要提供者及其家属的知情同意证明材料。2001 年《人体辅助生殖技术管理办法》规定人工受精医疗行为方面的医疗技术档案和法律文书应当永久保存。《人类辅助生殖技术和人类精子库伦理原则》规定"精子库应建立严格的保密制度并确保实施，包括冷冻精液被使用时一律用代码标示，冷冻精液的受者身份对精子库隐匿等措施，""受者夫妇以及实施人类辅助生殖技术机构的医务工作人员均无权查阅供精者身份的信息资料。"以上政策和准则涉及保护参与者隐私、将样本和数据匿名化、数据库医务工作人员无权获取样本所有者身份的信息资料问题，对于中国生物样本数据库知情同意问题的相关规定具有借鉴意义。

2012 年出台的《人类遗传资源管理条例（征求意见稿）》对中国人类遗传资源的保护和利用进行了规范。第十四条规定，收集单位应该提供书面知情同意书，内容包括：收集目的、用途、对健康可能产生的危害、利益分享办法、保护个人隐私、自愿参与的选择权、可随时无条件退出的权利等。第十六条规定经批准收集与保藏人类遗传资源材料的单位可以将人类遗传资料提供给他人用于资源提供者同意的研究开发活动，并完整记录对外资源的情况，采取有效措施保护资源提供者的个人隐私和安全。可以得知，如果研究目的相同，其他研究者可以获得带有资源提供者信息的样本。此处"资源提供者同意的研究"表明资源提供者是对"研究"授权，很容易产生歧义，是"某一研究"还是"某种研究"研究者应当明确说明。在知情同意书的"收集目的和用途"中应当明确说明样本和数据可能被其他研究者获取，并从事何种类型的研究。

2016 年 9 月 30 日颁布的《涉及人的生物医学研究伦理审查办法》（以下简称《办法》）涉及了生物样本数据库知情同意的伦理指导原则。第四章第三十八条（二）（三）和第三十九条（二）都明确提到健康医疗大数据研究。第三十八条（二）规定，生物样本数据库使用有身份标识样本进行的研究，应当再次获取受试者签署的知情同意书。第三十九条规定以下情况可以免除知情同意：（一）利用可识别身份的人体材料或者数据进行研究，无法联系到受试者，不涉及个人隐私和商业利益；（二）捐献者已经签署了知情同意书，同意样本和信息可用于所有医学研究的。（如

表5.11）不难看出，《办法》对于宽泛同意持认可态度，认为公民通过签署知情同意书的方式，将样本和信息授权用于所有医学研究，但没有对知情同意书的内容和知情同意过程做出详细规定。

2021 年《信息安全技术健康医疗数据安全指南》提出"对于研究型医疗机构在患者就诊时可以采用广泛知情同意方式，使患者授权其个人健康数据在去标识化的前提下用于未来的临床研究中"，"对于临床路径研究，由于健康医疗相关企业并不采集涉及人的医学信息，所以不需要获得主体知情同意，也不需要得到伦理委员会批准。"对于知情同意豁免，"申办者出于公共利益开展统计或学术研究所必要，且对外提供学术研究或描述的结果时，对结果中所包含的个人信息进行去标识化处理的，不需要获得受试者知情同意。"

《中华人民共和国个人信息保护法》（以下简称《个保法》）于 2021 年 11 月 1 日生效。《个保法》明确保护受试者的知情权、决定权、查阅权、复制权、更正补充权、删除权、可携带权等权利，并规定了权利的实现程序，与国际基本接轨，依照《个人信息保护法》第十三条，在以下情况下，公民信息自决权受限：（1）为履行法定职责或者法定义务所必需；（2）为应对突发公共卫生事件，或者紧急情况下为保护自然人的生命健康和财产安全所必需；（3）为公共利益实施新闻报道、舆论监督等行为，在合理的范围内处理个人信息；（4）依照本法规定在合理的范围内处理个人自行公开或者其他已经合法公开的个人信息；（5）法律、行政法规规定的其他情形。生物医学研究并不属于以上五种情形范围之内，《个人信息保护法》没有像欧洲国家、美国和澳大利亚那样使用"学术减损"或"学术豁免"原则，将科学研究视为"需要平衡的其他正当利益及权益"，也未对科学研究使用个人数据时作出对个人权利的"克减"，对我国科学研究的数据使用带来限制与挑战。但宽泛同意作为一种工具化的协议，便捷了生物医学研究的发展，一方面，它旨在防范个体数据或者样本共享造成对个体和家族的损害；另一方面，它也推动了数据和样本更迅速共享，避免因僵化的伦理教条造成妨碍。

按照《个保法》第十七条规定，"个人信息处理者在处理个人信息前，应以显著方式、清晰易懂的语言真实、准确、完整地向个人告知个人信息的处理目的、处理方式、处理的个人信息种类和保存期限"。《个保法》第十四条第二款规定，"个人信息的处理目的、处理方式和处理的个人信息种类发生变更的，应当重新取得个人同意"。对于科学研究而言，尤其是在当前鼓励数据开放共享和多次使用的大背景下，上述具体告知的知情同意模式（以下简称"具体同意"）给科学研究带来以下挑战。

首先，科学研究的创新性和不可预见性使得具体同意有难度。实践中的普遍情况是，科学研究过程中的很多数据和样本在收集之时难以预测未来可能在什么时间、由什么人、如何使用，即未来的处理目的、处理方式与处理范围在收集之初是难以确定的；所以很难满足传统具体、明确知情同意"信息"要素的内容要求。

其次，所有科学研究均要求具体同意的可行性受到显著限制。科学研究涉及个人信息/数据二次使用（即未来研究）时，再次取得巨大数量个体的单独同意往往需要较大付出时间、经济、技术等成本，并且收集样本和样本使用之间存在时间差，这种时间差使得重新联系样本所有者变的不切实际，给再次获取样本所有者的知情同意带来困难。而同时，科学研究领域长期以来形成了的生物医学伦理规范，对于隐私、个人信息保护措施方面有着一定的经验（尽管有地区差异），在进一步落实《个保法》等规定的个人信息保护措施的前提下，对参与者带来的隐私及个人信息泄露的风险可以得到有效控制，故付出努力与风险不成比例。

而且，大数据背景下的科学研究一律采取具体同意不利于受试者合法权益保护。健康医疗数据和生物样本可能会被多个研究机构、研究者用于不同方向的研究，如要求大数据背景下的科学研究一律采用具体同意，频繁、多次联系受试者，一律采用具体告知后同意模式，不仅起不到充分保护受试者合法权益的作用，反而会增加受试者隐私、个人信息泄露风险、侵扰受试者私人生活安宁，给参与者和研究者带来不必要的负担。

总之，科学研究创新过程充满未知与不确定性，若对大数据背景下的医学科研一律要求具体同意，将会加大信息利用的难度、阻碍科技的创新发展，有悖于个人信息保护与利用相平衡、促进数据有序自由流动的立法宗旨。因此，在《个保法》施行过程中，应当针对科学研究的特点，制订务实、具体的实施方案，以实现个人信息权益与科学研究创新带来的人类福祉等利益的平衡。

与 GDPR 第 9（2）（j）条中的"科学研究克减"原则不同，《个保法》在数据处理过程中，未对科学研究予以豁免。《个保法》与中国的研究传统和现状不符。例如，根据生物样本库分会、中国医药生物技术协会

（BBCMBA）和中国医药生物技术组织生物样本库分会出具的知情同意样本，参与者之前可以选择"同意捐赠的样本和信息将用于所有科学研究并有助于尽快克服疾病和患者治疗"。又如《涉及人的生物医学研究伦理审查办法》（2016年，中华人民共和国国家卫生健康委发布）明确支持宽泛同意，允许在广泛的情况下进行二次研究而无须重新同意。因此，一旦《个保法》生效，至少从字面上看，根据研究伦理委员会（REC）规定的当前伦理标准，被认为符合伦理的研究是非法的。

值得注意的是，与国际范围内类似条例法则和国内相关管理办法对研究目的相关程度界定较为宽泛不同，《个保法》要求个人信息的处理必须与研究目的直接相关；即几乎所有情况都需要具体同意的严格要求，使得宽泛同意在《个保法》上基本没有合法空间，将极大限制我国科学研究创新的空间，不利于我国的国际科技竞争力，也将限制我国科研数据与国际的有序共享。

鉴于前述情况，对科学研究（尤其是与大数据相关的）的个人信息处理，我们建议，应借鉴域外成熟的立法经验，在科学研究领域（尤其是在大数据研究领域）可以允许研究者（个人信息处理者）在具体同意明显不可行的情形采用规范的宽泛同意方式，既能保护受试者合法权益，保障其知情权，也能促进我国科学研究的发展。具体制度构思如下：

第一，使用条件。可借鉴美国《人体研究参与者保护通用法则》规定，在可识别的个人信息或生物样本用于保存、维护和二次研究且具体同意不可行时，可以采用宽泛同意代替一般同意。

第二，告知内容。建议告知研究参与者的内容主要包括：某一领域或限定范围的研究目的（而非具体、明确、特定的目的）、数据存储时间、对于数据及样本采集过程的说明、个人是否自愿参与、随时退出的权利、参与者的获益、风险、数据及医疗记录的保密性和保密范围、研究设计和框架、伦理审查委员会信息、退出模式以及退出后数据和样本的处理、参与/退出是否影响治疗及医患关系、联系人信息等方面、是否全基因测序、是否可分享创新成果等。

第三，践行模式。宽泛同意并非简单化一，需要研究者、审查者、管理者一起探索，找到最佳和最适合的途径和方式，既增加科研使用数据的灵活性，且不以损害个人信息主体的权利为代价。

随着该法律的实施，应评估应用《个保法》的优缺点。本书认为，应当对目的限制和单独同意原则进行立法调整或扩大解释，以确保更好地平衡数据主体的权益、人类的福祉和研究人员的利益。

表 5.11　　　　　中国政策法规中涉及知情同意问题的相关规定

时间	条例	相关规定
1982 年	《医院工作制度》	五十二病理科工作制度病理切片应编号长期保存。有价值的病理标本要妥善保管。活检大体标本一般保存半年，组织切片和蜡片以及有科研、教学价值的标本应分类长期保存 施行手术前必须有病员家属或单位签字同意（体表手术可以不签字）
1991 年	《医疗卫生档案管理暂行办法》	仅提及病理切片应该归档管理，无时间规定
1998 年	《人类遗传资源管理暂行办法》	办理涉及中国人类遗传资源的国际合作项目的报批手续，须填写申请书，并且需要人类遗传材料提供者及其亲属的知情同意证明材料 因其他特殊情况，确需临时对外提供人类遗传资源材料的，须填写申报表，经地方主管部门或国务院有关部分审查同意后，报人类遗传资源管理办公室，经批准后核发出口、出境证明
1998 年	涉及人体的生物医学研究伦理审查办法（试行）	第三章（四）尊重和保护受试者的隐私，如实将涉及受试者隐私的资料储存和使用情况及保密措施告知受试者，不得将涉及受试者隐私的资料和情况向无关的第三者或者传播媒体透露；

时间	条例	相关规定
1999 年	《药品临床试验管理规范》	第三章第十四条　必须使受试者了解，参加试验及在试验中的个人资料均属保密。伦理委员会、药品监督管理部门或申办者在工作需要时，按规定可以查阅参加试验的受试者资料。 第三章第十五条　如发现涉及试验用药品的重要新资料则必须将知情同意书作书面修改送伦理委员会批准后，再次取得受试者同意。
1999 年	《中华人民共和国执业医师法》	不得泄露患者隐私
2001 年	《人体辅助生殖技术管理办法》	第十八条 实施人类辅助生殖技术的医疗机构应当建立健全技术档案管理制度。 供精人工授精医疗行为方面的医疗技术档案和法律文书应当永久保存。
2003 年	《人类辅助生殖技术规范》	三、必须严格遵守知情、自愿的原则，与夫妇双方签定知情同意书，尊重病人的隐私权。
2003 年	《人类辅助生殖技术和人类精子库伦理原则》	（五）保密原则 1. 为保护供精者和受者夫妇及所出生后代的权益，供者和受者夫妇应保持互盲，供者和实施人类辅助生殖技术的医务人员应保持互盲，供者和后代应保持互盲； 2. 精子库医务人员有义务为供者、受者及其后代保密，精子库应建立严格的保密制度并确保实施，包括冷冻精液被使用时应一律用代码表示，冷冻精液的受者身份对精子库隐匿等措施； 3. 受者夫妇以及实施人类辅助生殖技术机构的医务人员均无权查阅供精者证实身份的信息资料，供精者无权查阅受者及其后代的一切身份信息资料。

续表

时间	条例	相关规定
2004 年	《人类胚胎干细胞研究伦理原则》	第八条　进行人胚胎干细胞研究，必须认真贯彻知情同意与知情选择原则，签署知情同意书，保护受试者的隐私。 前款所指的知情同意和知情选择是指研究人员应当在实验前，用准确、清晰、通俗的语言向受试者如实告知有关实验的预期目的和可能产生的后果和风险，获得他们的同意并签署知情同意书。
2013 年	《科技部关于进一步加强人类遗传资源管理工作的通知》	凡涉及中国人类遗传资源（含有人体基因组、基因及其产物的器官、组织、细胞、血液、制备物、重组脱氧核糖核酸构建体等及其产生的信息资料）的国际合作项目，中方合作单位必须按照有关规定办理报批手续。中央所属单位按隶属关系报国务院有关部门，地方所属单位及无上级主管部门或隶属关系的单位报该单位所在地的地方主管部门，审查同意后，向遗传办提出申请，经审核批准后方可正式签约。 进一步加强相关法律法规的宣传教育，提高研究机构、医疗卫生机构和相关企业对人类遗传资源保护的认识，确保其在开展相关国际合作项目时能严格按规定办理报批手续，杜绝人类遗传资源违法违规出境。
2016 年	《涉及人的生物医学研究伦理审查办法》	当发生下列情形时，研究者应当再次获取受试者签署的知情同意书（三）生物样本数据库中有身份标识的人体生物学样本或者相关临床病史资料，再次使用进行研究的 以下情形经伦理委员会审查批准后，可以免除签署知情同意书（二）生物样本捐献者已经签署了知情同意书，同意所捐献样本及相关信息可用于所有医学研究的

续表

时间	条例	相关规定
2021 年	《民法典》	健康数据的处理（包括个人健康医疗信息的收集、存储、使用、加工、传输、提供、公开等）需遵循合法、正当、必要等个人信息处理基本原则。同时，还应满足以下条件：（1）数据处理应征得数据主体（或者其监护人）的知情同意；（2）数据处理的规则公开透明；（3）数据处理的目的、方式和范围明确；（4）数据处理遵循相关法律法规以及双方达成共识的合同协议等约定。

三 宽泛同意模版的探讨

依据上述调研结果和对相关法律和伦理指导原则的梳理，本书认为宽泛同意书应该包括以下方面内容：

（1）**样本和数据研究者信息，生物样本数据库基本信息**

例：本研究由_____课题组采集，将存储于_____医院生物样本数据库，该数据库是由_____出资建设采集、保藏和利用人类生物样本的机构，不涉及任何商业利益。

（2）**研究采集对象（数据/样本），采集过程说明，存储时间，资助来源，研究内容和目的**

例：本研究会将您在常规诊疗过程中产生的组织/数据保存在生物样本数据库中，不会对您的身体健康造成损害和影响，保存时间为_____年，用于_____病研究，该研究可以推动_____病_____方面的治疗，造福更多患者。

（3）**数据和样本的共享对象，共享第三方资质要求，伦理委员会，是否涉及商业利益**

例：您的样本/数据未来可能与其他符合要求的研究者共享，共享前会对第三方资质进行审核，_____伦理委员会将严格根据相关法规履行审查程序。您的样本/数据不会参与任何商业性质共享。

（4）参与可能带来的直接收益、对特定群体或社会的非直接性受益

例：您的参与并不会直接获取经济利益和福利，但可以帮助_____病研究，促进诊疗方法的进步，惠及和您一样罹患_____病的患者

（5）参与风险、数据及医疗记录的保密范围、保护措施和保险范围

例：您的参与面临的主要风险是隐私问题，我们将您的数据匿名化处理，去除个人可识别信息，您的样本和数据将得到安全储存，不会有任何第三方获得您的个人信息，我们尽全力确保您的隐私安全。

您可以自行选择是否了解您的基因信息，以及未来可能罹患的疾病。

（6）自愿参与，联系人，随时退出的权利和退出后数据和样本的处理，参与/退出是否会影响治疗及与医生的关系

例：您有权拒绝参与，拒绝并不会影响您与医生的关系以及正常诊疗待遇。

如果您愿意参与，可以随时退出我们的生物样本数据库，决定退出前，请与我们联系，联系方式为_____。您退出以后，样本和数据将会做销毁处理。

（7）代理同意：儿童，无自主决策能力者等

例：如果您是儿童，将征求父母或监护人同意，待您18岁具备自主决定能力时，再次获取同意。

如果您不具备同意能力，由家人或代理人代理同意。

第五节　共同体与信任文化的构建

由上可知，在宽泛同意模式下，共同体与信任文化的构建需要把握以下四个方面：伦理、法律规范的一致性；共享秩序的稳定性；共享对象、数据库、制度的可预测性和稳定性；参与共享的主体对共享环境的熟悉性；基于此，提出以下三个问题：参与者对数据研究者/生物样本数据库是否信任？宽泛同意的过程的实现如何建立信任？不同人群在宽泛同意信任建立的过程中会有哪些区别？

第一，参与者对数据库/生物样本数据库是否信任？当前已经有很多对于参与者态度的数据和调查，但伴随健康医疗大数据的发展，会不断影

响参与者的信任程度。如同贝克所言，我们经验的风险假定了一种信任崩溃与安全观丧失的一般化视角（贝克，2004）。中国文化下"熟人社会"关系中渗透信任，儒家伦理对国家是"义"，即信的最大化，但对未知研究者没有信任，建立公众对于生物样本数据库的信任，需要长时间的过程。

第二，宽泛同意的过程如何建立信任。对宽泛同意的探讨和反思，最终目的在于将其转化为一种以"信任"为内涵的授权机制。这种机制的设置需要避免因收集者过失而产生的风险，如信息泄露或者数据不当利用。由于知情同意书、同意过程都是由研究者主导，研究者通过知识的不对称，对数据处理产生了一种"独断"模式；如何让宽泛同意不成为一种"风险转移"或者数据研究者的"风险豁免"，需要信任机制的建立。需要寻求数据主体自我治理之道，以主体"自主性"与数据控制者权力相互制约；

第三，不同人群对于宽泛同意信任过程的建立会有哪些区别。在知情过程中，个体对信息了解到哪些程度，会因为受教育程度、职业、年龄等有所差异，事实上，在宽泛同意过程中，很多人并不会去了解相关专业术语的内涵，更不会主动去了解其风险，因为被采集数据或者样本之后，短期内并不会给他们带来很大的影响。所以对于研究者来说，宽泛同意的一次性授权显然更加便捷，但数据主体的知情程度显然比"特定同意"更加割裂。

宽泛同意信任模式的构建并不是一蹴而就的，需要政府、研究者、参与者、企业采用一种开放性的对话协商基础上，消除数据共享的壁垒，突破隐私问题的顾虑，以此来动态的界定宽泛同意的实践模式。在大数据时代，由于数据量大，个体的独立性和特殊性往往被"湮没"，对于宽泛同意而言更是如此，通用的一次性开放授权固然很便捷，但却让参与者变成了没有任何独立特征的"数据载体"，特别是当管理者对于隐私的价值属性没有足够重视，对于不同文化下的隐私概念没有充分理解，则很容易在未来引发一系列价值冲突。

第六章 中国文化背景下宽泛同意的对策建议

中国文化的一个决定性根源是儒家思想，与西方文化相比，儒家思想更加珍视家庭的价值，并且儒家文明还培育了重视美德的价值取向。中国文化语境下的知情同意决策深嵌于浓厚的家国责任意识之中，比起个体，更加注重集体的力量和价值。对中国传统文化的理解，有助于我们能够更好的思考在宽泛同意中可能出现的问题与挑战。

第一节 中国文化传统中的医生与患者

纵观几千年中医发展史，儒家的"仁术"思想贯穿其中。儒家思想由孔子（公元前551—前479）提出，"君子"是孔子思想的践行者，《里仁》提出"君子无终食之间违仁，造次必于是，颠沛必于是。""礼"和"仁"是君子的主要原则，即使是在仓促和颠沛之时，也不能违背"仁"的道德准则。医生要想获得患者的信任，与患者建立良好的关系，除了要精进医术之外，必须如"君子"般对待患者。《叙而》中"亡而为有，虚而为盈，约而为泰"，是不能有"恒德"，医生只有正己，才可以悬壶济世。

西汉中期，汉武帝听取董仲舒的建议，"罢黜百家，表彰六经"，自此儒家思想的正统地位得以确立起来，也促成了儒学思想主导医学的局面。东汉张仲景在其经典名著《伤寒杂病论自序》中，"感往昔之沦丧"，作为医生应当"爱人知人"，这样才能避免"伤横夭之莫救"的局面。

魏晋南北朝时期著有中国第一部针灸学专著的《针灸甲乙经》的黄甫

谥，认为作为医生应当精于医道，否则即使是有"忠孝之心，仁慈之性"，看到"君父""赤子"危困的时候，也不可奈何。这也反映出儒家家国精神的使命感和责任感。

在中医的黄金时代唐朝，出现了中国古代第一部专门论述医学伦理的典籍《千金药方》（孙溥泉，1981），作者孙思邈（公元581—682年）是著名医学家，尽管先后被三位皇帝（北周静帝，唐太宗，唐高宗）邀请入朝为官，他固辞不受，甘愿在乡间为民治病。"序""大医习业""大医精诚"反映了他的医学伦理思想，医学是一种仁术，只有具备"仁慈"之心，"誓愿普救含灵之苦"，才能更好的医治伤者。而对于患者的病痛，"见彼烦恼，若己有之"，如同自己受苦一样。对待患者的身份，"贵贱贫富，长幼妍媸，怨亲善友，华夷愚智，普同一等"。

宋朝理学开始兴盛，"仁"的思想开始具有本体论内涵，医生将儒家伦理践行到自己的行医过程，医儒合一，医学在治病救人的同时也是践行"仁义"的手段，例如宋代名医钱乙（1032—1113年）他的好友刘跂评价："其笃行似儒，其奇节似侠，术盛行而身隐约，又类夫有道者。"（《钱仲阳传》）

庞安时（1042—1099年）为人治病，"亲视饵粥药物，必愈而后遣"，而对于不能治疗的疾病，庞安时主张不能隐瞒，"必实告之"。在宋代的医生和患者之间建立起了一种"信任"关系，正如寇宗奭云："病有五失，失于不审，失于不信，失于过时，失于不择医，失于不识病，五失有一，即为难治。"[1]

金元时期，瘟疫流行，一方面，医生需要治病救人；另一方面，还要和巫骗之术做斗争。朱震亨（1281—1358年）先习儒学，后因"吾既穷而在下，泽不能致运。其可远者，非医将安务乎？"金代的张从正（1156—1228年）倡导医道，认为应当崇尚医道，"其上医国，其下医人"。在医人的时候，"心亦以精矣，功亦溥矣"，他自谦"不学，恐成后人之诮"，于是"日夜是惧，不敢语尽以力"。"至于析微剖奥，剔谬辨非，尚俟后之君子。"（《儒门事亲》）他将尽孝和医德结合，通过《儒门事亲》一书诠释它对儒医的理解。

明清时期，中国医学伦理思想更加体系化，出现了集大成之作李时珍

---

[1] （宋）寇宗奭，《本草衍义》，卷一，《衍义总叙》，山西科学技术出版社2012年版，第15页。

的《本草纲目》，与此同时，医学伦理与儒学思想进一步结合，体现为采用"心学"的方式来理解"仁"，如李中梓的《医宗必读·不失人情论》，喻昌的《医门法律》等。明朝开始，中国出现了资本主义的萌芽，在医疗活动中，"利"和"仁"之间的取舍问题也成为医学伦理学探讨的重点。例如缪希雍在《祝医五则》中，认为有的医生"不患道术不精，而患取金不多。舍其本业，专事旁求"，他将为了金钱而耽误患者治疗的称为"俗工"，劝诫"业作医师，为人司命，见诸苦恼，当兴悲悯"，而不应当为了"一时衣食品，自贻莫忏之罪于千百劫"，他倡导"勤求道术，以济物命。纵有功效，任其自酬"，如此才能"德植蕨躬"。（《祝医五则》）

由上可知，中国古代的医患关系是一种"君子式"的惠益关系。中国社会人与人之间的关系是带有某种情分的特殊关系。中国社会中个人与社会的关系，仍然是以自我为中心而扩展开去的场域（朱伟，2008）。在这个场域中，每个个体会对其交往对象在心理上排列出先后顺序，在"礼"的价值影响下，个人的地位和价值得以体现——在个体所表达的形象达到了礼的标准时，会受到尊敬；反之则受到冷落和唾弃（翟学伟，1999）。道德的出发点是医生以否以"礼"相待患者，而非患者的自由和权利。在这种关系场域中，患者顺从医生的建议，是自尊和自我实现的基础。

大数据时代的研究者与参与者的关系可以看作是医患关系的延伸。研究者应当维护参与者的权益，否则不符"礼"。如果研究者的过失导致参与者利益受到损害，参与者将会丧失对研究者的信任，最终危及生物样本数据库的长远发展。生物样本数据库作为一种"共同的善"，与儒家的家国思想不谋而合。儒学经典《大学》明确指出，"格物、致知、正心、诚意、修身、齐家、治国、平天下"。在儒家情感划分来看，社会成员之间"亲亲"之爱，互相关心。亲亲，仁也。敬长，义也。无他，达之天下也。"将个体利益与国家利益相结合，孟子认为这是人的一种本能所在，"人之所不学而能其良能也，所不虑不知其良知也。"（《孟子·尽心上》）所以生物样本数据库符合中国文化中"达之天下"的价值取向，公民愿意加入，为公共利益尽责。

第二节 中国文化视域下
研究者与参与者

一 规避"治疗性误解"

由于中国生物样本数据库大多依托大型三甲医院建立，绝大部分样本和数据来自患者（Ma等，2012；唐密，2014）。当研究者和医生身份合二为一的时候，很容易出现重叠地带。研究者既是样本数据库工作人员，负有采集样本的责任；又是医生，负有治疗患者疾病的责任。研究者的医生身份无疑会对其采集样本带来便利，因为患者较容易对其产生信任感。但研究者—参与者关系与医生—患者关系有很大差异。前者主要目的是获取新知识，让未来的患者收益；而后者主要目的是让患者收益。临床治疗医生会秉承患者最有利原则选择治疗方案，而健康医疗大数据研究则会秉承公共利益最大化的法则。正因为如此，研究者—参与者之间的关系，不同于传统的医生—患者关系，是一种互相对立而又互相依赖的关系。

在告知过程中，很多患者误认为参与样本库可以给疾病治疗带来直接性收益，出于对医生的信任和依赖，同意捐赠生物样本和数据。这种现象被称为"治疗性误解"（Therapeutic Misconception），指参与者没有充分认识到参与的主要目标是研究者获取基因知识，而不是让参与者受益，错误的做出了同意决定。

研究者希望收集更多的样本，让更多公民参与到生物样本数据库中，正因为如此，研究者会担忧信息公开导致参与者退出试验。瑞士肿瘤学协会的412名成员的调研中，45%的医生认为如果患者充分知情，可能不会参加试验（Tzcan & Grembowski & Altamore，2006）。从这个角度来说，研究者—公民（潜在生物样本数据库参与者）之间存在冲突的利益。但是放在宏观背景下，生物样本数据库的建立和发展离不开公民的信任和支持，而公民的福祉离不开生物医学研究的发展。从这个角度来说，二者又是互相依赖的。

"治疗性误解"对参与者的自主性产生以下两方面挑战：第一，参与者可能没有充分理解治疗的任务（产生于患者利益处于优先地位的医患关系）与研究的任务（产生于以获得新知识为目的研究者—受试者关系）之间的区别。第二个挑战是，参与者可能认为他们必须参加，或必须面对不参加决定的后果。那么参与者可能面临这样的风险：参与者通过签署知情同意书自主授权样本的使用权给数据库。这种授权意味着一个人将自己做某件事情的权利和规则授予另外一个人，同时，承担另一人做这件事情的失败后带来的风险。在签署知情同意书之后，参与者将使用自身组织细胞的权责转交给生物样本数据库的管理者，同时为生物样本数据库管理者隐私泄露承担后果。这对于参与者来说无疑是不公平的，从契约精神来说也是不平等的。所以在知情同意书中，应当明确规定参与者随时退出的权利。只有参与者不受曾经给出的承诺的限制，有权随时否决曾经给出的授权，才能在风险发生时及时止损。

　　在知情同意过程中，研究者帮助参与者知情，在一定程度上影响参与者的决策。这种影响分为两种，一种是有意识的，一种是无意识的。后者研究者自身并不会意识到，即使他们没有强迫受试者，参与者也会受其影响。参与者与样本研究者兼具患者与医生的特殊的、以信任为基础的关系，这种关系是基于这样的理解：作为患者，医生会维护他们利益的最大化，因而会认可并听从医生捐赠样本的要求，认为这对自身利益有益或是治疗的必要过程。瑟尔沃等人通过对医院患者的研究发现，很多患者在试验过程中会出现不能确定是否继续参与的情况，还有一些患者忘记医生研究者的身份，在此基础上，他们认为研究者应当是一种"观察者"的身份，这样才能最大限度降低研究者对参与者带来的影响，从而保持数据的合理性（Cervo 等，2013）。

　　虽然这种"治疗性误解"有悖于医生的职业素养，但是通过对收集样本和数据的研究，为未来患有同种疾病的患者提供了潜在地治疗希望。收集本身并不是出于医生个人利益，医生可以用一种更高层次上"共同的善"为自己做出辩护，这种辩护与功利主义中的"最有利"原则相符。然而这种带有欺骗的参与让参与者对于治疗的善良信念发生动摇，如果失去参与者信任，对于整个生物样本数据库无疑是一种威胁。在健康医疗大数据研究中，参与者在身体上不会有严重伤害，但一般也不会有相应补偿，参与生物样本数据库的动机出于"利他"原则。研究者与参与者在推进医学研究发展上达成一致。但是参与者因为研究者的医生是身份，对其信任和依赖，又可能会导致医生拥有是否其参与的决定权，从而违背了参与者自主性原则。

参与者出于利他动机加入生物样本数据库，为了生物医学的发展及未来患者的利益，自愿承受风险。科瓦尔认为，没有可以安全使用的研究数据和信息，除非研究者与样本和信息来源的群体建立和保持良好的关系（Kowal，2013）。这也要求研究者和样本库管理者履行尽可能减少参与者风险、保护参与者隐私的责任。所以，为了确保参与者的自主性，与医生—患者不同，研究者—参与者双方需要缔结新的"契约"，与之前医生—患者签订的知情同意书作出区别。以下是尽量减少生物样本库研究中治疗误解的一些建议：（1）透明沟通：向参与者清楚地传达生物样本库的目的，目标是为未来未知的研究储存生物样本，他们可能不会从这项研究的结果中获益。（2）持续教育：定期向参与者更新生物样本库的目的、运营以及其范围或治理的任何重大变化。这种持续的沟通有助于确保参与者正确理解生物样本库的意图。（3）以参与者为中心的材料：创建以参与者为中心的教育材料。这意味着要确保它们以清晰的非技术语言编写，并且可以多种格式访问以满足不同参与者的需求。（4）让参与者参与治理：为了帮助避免误解，邀请参与者参与生物样本库的治理，例如顾问委员会。这使参与者能够更好地了解研究过程和生物样本库的目的，从而有助于减少误解。

二 "同意"与"知情同意"的鸿沟

"知情同意"制度作为西方舶来品，进入中国之后，被迅速制度化和规范化，然而中国医患关系中的"儒医"文化依然根深蒂固。公民做决定时，面对知情同意"赋权"，很可能因自身或外部原因导致的错误知情而做出"不合理"决定。但在发生法律纠纷时，告知者却可以凭借知情同意书获得法律上的优势地位。究其原因，是由于"知情同意"可以让隐私、歧视风险、利益共享等一系列问题都转化成参与者为自己做的一个简单的选择：同意或不同意。知情同意对医学研究中的风险，是以因果关系结合起来的一种有关责任伦理和法律语境。在中国文化背景下，这种因果关系的预设常常与公民的决策能力不符。

在缺乏有效治疗方法的古代，医生扮演家长角色，患者默认医生会秉承"惠益"原则为其做出选择，这种带有"人情"意味的关系模式与强调自主性的特定同意不可避免的存在冲突。尤其是当前中国知情同意制度在"知情"过程中并不完善，导致公民"同意"与"知情同意"之间出现了巨大鸿沟。中国大型生物样本数据库大部分依托医院建立，参与者也从医院患者中直接遴选（Ma & Dai，2012）。例如华中科技大学同济医院中国人群宫颈癌生物样本数据库样本来源：第一种是2009年至今本院（同济医院）和周边合作医院宫颈癌手术的公民，收集的是"手术后剩余的组织样本"①；第二种是于2013年3月—10月在五峰宫颈癌高发区进行普查工作，主要项目为血SCCA检测，TCT检测等，参与普查的妇女需要填写有关其生活信息的调查问卷一份，如果罹患宫颈癌或者CIN，还需要填写调查表一份，而宫颈脱落血液样本和细胞样本是在获取普查妇女或者家属的知情同意下取得的。研究者通常兼具医生双重身份，在样本采集过程中，可能会因个人利益而忽略或采取不正规的知情同意过程，从而对公民利益造成损害；此外，伦理审查委员会在审查过程中存在放宽标准、人情至上等现象（余佳蔚，2014）。

亚洲经济合作组织《人类生物样本数据库和基因研究数据库指导原则》要求经过直接沟通之后再获取捐赠者的书面同意，并且还需要提供包含有研究相关信息的宣传材料（OECD，2009）。在这个过程中两个因素——信息的提供以及信息的理解，缺一不可。但从当前中国生物样本数据库的同意情况看，提供信息的方式很多不能达到国际相关伦理准则的要求（缺乏专家咨询过程和项目了解的必要过程）。中国生物样本数据库知情同意书当前仍没有规范化、标准化：

---

① 人体组织剩余物一般可由手术活动相关病理性废物（即手术中切除的肿瘤及其活检组织）获得，多数用来作为分析参考。常用福尔马林溶液固定并保存在病理科。生物信息库把肿瘤组织剩余物冰冻起来成本昂贵，但在特定肿瘤研究中将其作为参考却意义重大。当前，大部分医疗机构对临床剩余样本采取的措施是由伦理委员会根据研究的具体情况，讨论决定采取何种知情同意方式。通常对于既往留存的剩余样本，如果是无法追溯个人来源的或"匿名化"的样本，经伦理委员会充分讨论后可做出免知情同意的意见，但是对于可以溯源的样本，需要谨慎考虑新研究的知情同意工作，尤其是需要进行基因检测方面的研究。对于将来准备留存的临床剩余样本，一定需要有知情同意的过程，根据研究的具体内容，做出采用"opt in"或"opt out"的决定（参照崔焱《样本库总临床剩余生物样本的伦理问题》，李慧等《生物信息库研究中知情同意签署所引起的伦理学问题探讨》）

一方面，健康医疗大数据研究信息解释不全。2010年王剑萍等人在上海市部分公立医院生物样本数据库内容评价中，大部分知情同意书都涵盖了样本的采集种类和方式、信息储存过程保护措施、个人隐私保护，而对于未来信息的处置，是否需要继续提供样本、样本产权和专利信息、样本和信息的买卖问题大都没有涉及（王剑萍等，2010）。

另一方面，公民对于知情同意书的理解也存在很多不足。蔡美玉等随机选取2012年和2013年8所上海市公立医院的生物样本数据库，每个医院约抽取10份知情同意样本，共54份进行评价。被调研的上海地区的公立医院在知情同意书都包含以下几个方面的内容：项目目的、随时退出的权利、个人收益、社会收益、知情同意研究人员签字，并且临床来源的知情同意书包含的内容比研究来源的知情同意书普遍更为全面，但在可能的风险与伤害以及风险与伤害的补偿以及伦理委员会的联系方式方面，有很大的欠缺。郑小芳在《外科手术患者对手术知情同意书理解现状调查分析》中，通过某三甲医院外科系统801人的问卷调查和2014年的5—7月签署知情同意书的患者的调查结果显示，对手术方式有了较全面的认识的占72.78%，能充分理解手术中存在的风险的占27.22%，理解手术同意书中表述的内容占58.43%，知道手术中风险的应对措施的占39.58%（郑小芳，2014），这些数据说明受调研者对手术的知情同意还有较大欠缺。

告知是知情同意过程中的重要环节，公民"同意"与"知情同意"的鸿沟产生的原因之一就是知情同意实践与知情同意原则本身存在鸿沟。按照制度性标准获得的知情同意，可能达不到更严格的基于自主模式的标准。在实践中，判断是否符合知情同意原则通常根据知情同意的社会规则和制度来分析，即获得公民在法律上或制度上有效的同意。在这种情境下，很多行为不是公民自主行为，但在制度上或法律上是有效的授权；而另外，即使获得公民的理解和同意，如果不是制度上或法律上有效的授权，也不具有实际意义。所以尽管研究者获得了公民的授权书，并且公民是自主做出的决定，但公民对信息并没有完全理解，虽然符合相关规则制度，但却并不是真正意义上有效的知情同意。

在知情同意过程中，弱势的一方是公民，知情同意极有可能沦为一种工具性、模式化的流程。这种受保护的选择工具虽然表面上冠以"自主"，但是公民受金钱、时间以及社会舆论等方面的顾虑，可能无法做出真正意义上"知情"选择。对于生物样本数据库知情同意来说，除了制度规则上的完善，还需要结合中国特定的文化背景，选择适当的方式向公民做出说明，帮助其完成决策。公民作为行为主体，也要认识到自身责任以及决定后果，提升自身素质，达到真正意义上的"知情"。

第三节　对宽泛同意交流与
决策模式的建议

由于参与者不具备专业知识，在知情同意过程中不可避免受到研究者的影响，因而知情同意也可以看作是参与者与研究者共决的过程。根据知情同意原则，参与者应当充分理解研究者所提供的信息。但这更像理想中的场景，因为"让参与者充分理解"的说法过于抽象，现实中很难界定提供多少信息、何种难易程度的信息才能使参与者对研究内容以及研究结果充分理解。并且健康医疗大数据研究的结果和风险是不可控的，这都让"真正的"知情同意变的不切实际。

一　参与者决策的影响因素

宽泛同意是参与者在生物样本数据库中维护自身权益的重要方式，这也需要参与者具有理性决策的能力。哲学上将自主的概念分为能力和真实性两个组成部分，能力与"自主能力"同义，有能力的人被认为具有"理性的能力"，即理解信息，作出决策的能力，真实性取决于一个人的决定、选择和行动在多大程度上受制于自己的价值观和欲望。就知情同意而言，可以理解为某个人有效地行使其自主能力，该能力为直接引起其决定、选择或者行动的任何推理背后的"力量"，尽管哲学上对什么是"合理的推理"以及这种推理"力量"的性质存在分歧，但根据调研结果，生物样本数据库参与者的决策受到自身教育水平和理解能力、研究者、知情同意书设计、同意模式、社会背景等因素的影响。

参与者的教育水平和理解能力对参与者做出理性决策具有重要意义。贝蒂纳·德雷克（Bettina F. Drake）等人《生物样本库知情同意过程平实语言的发展》（*Development of Plain Language Supplemental Materials for the Biobank Informed Consent Process*）一文指出，掌握一定医学知识与参与者理解知情同意书，作出恰当合理的决定有密切关系。多诺万·基肯等人发现参与者对医学了解很少会对知情效率造成不利影响，并引发相应的风险（Donovan-Kicken，2012）有学者还发现，医学知识的掌握程度会对参与者是否阅读知情同意书产生影响。贝斯蔻等人研究发现，绝大多数教育程度较低的参与者在做参与决定时，很少或几乎不阅读知情同意书（Beskow 等，2017）。

　　研究者也是参与者决策的影响因素之一。彼得森等人通过对比三个欧洲国家乳腺癌患者生物样本数据库参与意愿发现，对研究者的信任程度影响这些患者参与生物样本数据库的意愿（Petersen，2007）。社会背景也被认为是影响参与者决策的要素。霍耶尔等人认为在政府对医疗健康事业财政投入大的国家，公民希望回馈政府的意愿更加强烈，因而会有更大意愿捐赠自己的样本到国家生物样本数据库中（Hoeyer，2003）。

　　除比克莫尔等人认为，知情同意书的设计也是影响参与者理解程度的主要因素（Bickmore，2009）。塞尔沃等人提出，使用电子知情同意可以帮助参与者更好的理解知情同意书，因为电子知情同意书可以通过图片、视频等形式，帮助参与者理解研究信息。他将纸版、电子、面对面沟通三种模式进行对比，发现电子知情同意受试者的理解程度优于其他两种模式（Cervo 等，2013）。

　　电子知情同意（E－consent）极大提高了知情同意效率，具有以下优点：（1）在同意过程中，研究者通过手机等载体可以与参与者远程交流，实时回答参与者的疑问，增加参与者对知情同意书的理解；（2）电子知情同意比普通知情同意书形式更加灵活，例如可以采用在线视频等互动方式，这种方式以参与者为中心，而不是将重点放在同意书的签署上面；（3）研究者可以开发移动 APP，定制符合需要的知情同意模版，节省人力、物力资源，如果同意书有改动，也可以立即分发到临床研究中心，及时更新；（4）信息标准化之后，可以更加方便的纳入数据库，参与者更改知情同意书的要求，也会得到及时处理。（如表 6.1）后续如果需要重新与参与者取得联系，查找起来也更加便捷、迅速。很多研究已经表明，具有互动特征的电子知情同意比纸质形式更容易回忆起有关研究的关键事实（Vanaken，2016；Simon，2016），与纸面形式的知情同意相比，参与者和工作人员通常更喜欢电子同意（Rothwell，2014；Si-mon，2016）。

但电子知情同意也面临问题：部分参与者在未详细阅读知情同意书的情况下就进行授权。例如在注册网站时，通常会签署一份隐私保密协议书，或者授权使用书，但很多人在未认真读完隐私保密协议前，就匆忙点击"确认"键，所以尽管电子知情同意便捷，但如果参与者没有充分理解就做出决定，反而不利于公民做出"知情"的决策。此外，如果各个机构伦理审查委员会采用不同版本的电子知情同意书，可能会对国际性研究提出挑战。

表 6.1　　　　　　　**电子知情同意与书面知情同意优劣对比**

书面知情同意		电子知情同意	
优势	不足	优势	不足
书面，研究者通常与参与者面对面交流	不够灵活，界面单一，耗费时间长	通过互联网依托智能手机、电脑等载体，研究者与参与者远程交流	无法完成测量血压、取血样等工作
研究者向参与者解释并回答参与者问题	无法实时进行沟通，并且必须是在同一地点进行形式单一	研究者通过加入视频、图像等方式增强参与者的理解	参与者可能在未理解的情况下就点击"同意"按钮
研究者可以观察参与者的肢体语言	可能因为环境、研究者语言等对参与者的选择造成影响	参与者可以自主选择舒适放松的环境、减少来自外部压力	可能不容易确认同一人的身份，在没有肢体语言和语调的情况下，不容易评估自主选择的程度
签署纸质同意书，归档保存	不够灵活，发生变更后无法及时修改，后续查找参与人联系方式等耗时较多	通过同意电子协议的方式保存，灵活，方便查找，更加便捷	不易确认授权人身份授权人隐私可能会有泄露风险

参与者的决策受到以上多种因素的影响，应当按照何种标准去评判参与者的决策能力呢？德罕姆认为，评估决策能力的标准应当是所做出决定的风险程度，也被称为风险系数标准。决策能力应当与主体决策结果的风险成正相关，如脑膜炎患者需要最低程度的决策能力、乳腺癌患者需要中等程度的决策能力、阑尾炎患者需要最高程度的决策能力水平。因为脑膜炎患者接受腰椎穿刺的风险远小于肯定比其他替代性医疗方案，而阑尾炎患者接受切除阑尾的风险大于其他替代性方案的风险（Dunham 等，1990）。参与者在生物样本数据库中面临的主要是隐私泄露的风险，虽然当前无法准确估量这种风险的程度，但可以预计基因隐私泄露之后可能会给参与者带来心理上的伤害，也会影响其就业、投保等。从参与者个体来看，加入生物样本数据库的风险远大于不加入生物样本数据库的风险，因而对参与者的决策能力提出较高的要求。

风险的判断是社会建构的，科学家、政府和法律拥有绝对的主导权，可以以"行善"为名施行强家长主义，干预主体决策，侵犯主体自主决策的权利，将主体的自主与参与者的利益对立起来。但反过来，如果完全脱离外部因素的干预，不能保证参与者做出合理决策。本书认为生物样本数据库参与者决策时，外部因素采取适度的家长主义，一方面可以协助参与者做出合理决策，另一方面也可以免于强家长主义的指责，与参与者成为一种"伙伴式"的关系。

二 研究者与参与者：自主原则与家长主义的制衡

假设患有某种遗传性疾病患者群体的基因样本对该疾病的研究具有重要意义，但这些患者由于对生物样本数据库的误解拒绝捐赠样本。这种知情不完全的情况，尽管出于患者自身的原因，但是按照知情同意原则，研究者会因为患者没有获得完全知情而受到谴责，在此情况中做出的选择也不能看成是完全自主的选择。

因而，研究者在告知过程中，如何根据参与者特定情况，选择适合参与者的信息传达方式就具有重要意义。因为一方面很多研究表明现行使用的知情同意表格不够通俗易懂或者实践起来并不能完全和参与者的需求相合；另一方面生物样本数据库涉及大量人群，针对每一名参与者教育水平、利益冲突等设置特定的知情同意书又不切实际。所以作为知情同意书信息的传达者和解说者，研究者就有根据参与者具体情况帮助其知情的责任。

对于研究者在知情同意中地位的强调，并不意味着否认参与者的自主性。英国著名哲学家奥诺拉·奥尼尔（Onora O'Neill）认为，知情同意原则在实践中步履维艰，是因为长期以来生命伦理学界对自主性的理解出现了偏差（O'Neill，2002）。

参与者的参与决定都在某种程度上受他人的影响，只要他们作为社会中的一员，"完全的自主"就不可能存在，那么知情同意中的自主性原则仿佛变成了一个永远都不可能达到的伪标准。究其原因，在于自主性本身具有二元性特征。在科学哲学领域，二元论通常是指"主体"（观察者）和"对象"（观察）之间的二分。为了解决二元论问题，在哲学领域常常引入"具身化"（Embodiment）思想，具身化理论认为，身体外在于主体意识存在，并且塑造主体的经验、感知、认知、决定和行动。身体方面的影响也被引入到之前被认为是纯粹精神活动的领域，例如人们做决定，这种观念并不是将所有精神现象由物质现象来解释。人的行动涉及身体和意识的复杂交互影响。身体可以让主体去行动和交流，然而同时，身体束缚所有的行动和交流（Gallagher，2005）。个体无法避免身体对个体感知能力造成的影响，身体是所有自主决定的基础。自主性的具象化意味认可"自主"的局限，及对周围环境影响的接受。

在中文中，"Body"可以用两个意思完全相同的词来表达，"肉体"和"身体"。具身化自主性认为，自主性并不仅仅是保持对自身的控制，自主性也意味着人们无法完全控制自身，这一维度在身体患病的时候可以马上体验到，在医学情境中，这种相对性概念可以通过区分人类身体的三个不同方面体现出来：1. 当自主性在狭窄的知情同意意义上，身体作为治疗的对象；2. 身体视为个人经验的核心；3. 身体作为存在的基础，所有自主性的基础。从医生角度来看，很适合于治疗，知情同意中的自主性概念是可行的；然而，从参与者的角度来看，身体状况可以直接影响参与者的认知，比如疼痛、疲惫、饥饿等身体感知，而这种影响人们本身很难察觉。

从最有利原则和不伤害原则来看，在样本和数据采集过程中，研究者的介入可以在很多方面帮助参与者做出决定。参与者自主决定可能受教育程度或者心理上的不足，例如说感情偏好，错误认识或者畸形的欲望等等影响。在这些情况下参与者需要别人的帮助来完成一个真正自主的决定。研究者拥有相关专业知识，在与研究者沟通的过程中，参与者可能对自身情况、自己真正的意愿有了更好的理解，作出理性判断，争取利益最大化及避免伤害。

在宽泛同意中尊重自主权的关键因素涉及选择的概念，具体包括：第一，参与者将被告知哪些生物样本数据库研究信息，以便其能够真实的选择使用其样本和数据的条款和条件；第二，可以自主选择知情同意的类型，特殊同意/层次同意/宽泛同意；第三，可以作出不同选择，而其自身不会因此而受到影响。在宽泛同意中尊重自主权，首先，需要支持参与者自主选择的权利，让他们主动关注、反思和回应可能影响其决定的价值观和动机；其次，并非只广义的提供同意或者退出，而是在合理的范围内为参与者提供机会，让其自主决策参与的范围和频率，并在必要时根据其不断变化的价值观和动机加以改变。

表6.2　家长主义、个人自治与适度家长主义生物样本数据库告知标准对比

	家长主义		非家长主义	
	研究者	参与者	研究者	参与者
行为角色	样本群体决定人：选定采集方案	方案接受者	样本群体建议人：拟定采集方案	样本捐赠决定人：选定采集方案
影响因素	医学技术和实践环境因素	研究者的建议	医学技术和实践环境因素	个人价值取向及生活环境因素
适用的伦理原则	惠益原则		自治原则	
信息告知	不揭示或很少揭示生物样本数据库	对生物样本数据库不理解或很少理解	揭示生物样本数据库信息	理解生物样本数据库信息
同意类别		简单同意		知情同意
基本假设/原理	最大化促进医学发展		符合公民界定的个人福祉	

但过度的干预可能会演变为家长主义。在生物样本数据库情境中，家长主义是指研究者不考虑参与者个人的信念追求和价值取向，擅自对公民的参与意愿作出决断。研究者在干预参与者决定的时候，会将自己对善的理解和价值观强加到参与者身上，甚至完全不给参与者独自作决定的权利。判定研究者行动是否是家长主义，有以下标准：（1）研究者在地位上优于参与者，并且可以对参与者的决定进行实质性的干预；（2）干预行为与参与者意愿相悖；（3）干预行为目的在于维护研究者利益（表6.2）。

研究者在信息和资源上与参与者的地位不对等，如果在违背参与者意愿的情况下，研究者从自身利益出发，让参与者加入生物样本数据库，就构成了家长主义干预。但如果是建议、提醒，并尊重参与者自主选择权利，就不是医疗家长主义。

真实情境呈现多样化特征，参与者的情况导致他们对个人自主权利的履行有不同的诉求，应当寻求个人自治的平衡。这种平衡也体现出真正的知情同意。参与者通过知情同意这一法定程序，接受或拒绝研究者拟定的方案，并通过同意签字而授权研究者执行这一方案。这样，一方面通过知情同意揭示信息赋予参与者自治的权利，帮助参与者理解、比较和决定；另一方面在参与者由于身体和心理等因素无法作出恰当决断时，研究者适当干预，替代拟定最佳方案，帮助参与者更好的知情和决定。

综上所述，宽泛同意需要参与者的自治与秉承行善原则的家长主义间的平衡。宽泛同意在实践过程中的种种问题，关键就是由于把人的自主性错当成目标和结果。尊重人及自主性，是为了更好地保护参与者，而不是为了尊重而尊重。尊重人及自主性是知情同意的过程和手段，而不是达到的目的。这取决于在特定情境中要求知情同意的理由，它是否确保参与者自我决定和自主性原则；是否保护参与者免受不可接受的伤害；是否将责任从研究者转嫁到参与者身上，研究者有义务对参与者的健康，安全和福祉负责。

三　公民同意能力缺失时的决策

《赫尔辛基宣言》和《涉及人类受试者的生物医学研究国际伦理准

则》明确指出，对于生物医学研究，个人的同意是必要的，不能委托他人。①②那么对于不具有完全能力表达同意的参与者，例如儿童、婴儿、疾病晚期患者等，是否因其同意能力受限而不加入生物样本数据库呢？

如果将参与者是否具有自主选择能力作为评判标准，限制身体、精神状况不符合标准的人群加入样本库，那么样本库将无法收集这部分人群样本。例如《纽伦堡法典》规定禁止使用儿童和其他缺乏同意能力的人进行试验，知情同意不可以托付给他人。③ 但在大数据研究中，如果缺乏儿童参与者，研究结果只能通过成年人分析结果推断到儿童的分析上，这对儿童类疾病的研究无疑是不利的，也不符合人类的共同福祉。所以将是否具备自主选择能力作为评判能否加入生物样本数据库的唯一标准是不合理的，是否会对参与者造成伤害，研究的公正性及最有利原则都应作为判断的标准。

在主体本身不具有同意能力时，研究者一般会寻求家属的代理同意。例如对于儿童参与者，一般由父母代替给出同意（Diekema，2006；Wendler，2006）。那么，按照知情同意原则，代理同意能否得到辩护？

知情同意作为"显见义务"（Prima Facie），与自主性原则直接关联。罗斯定义显见义务为"所有情况下必须遵守的，除非在某一特定情况下与具有相同重要性的义务冲突"（Ross，2002）。比彻姆和邱卓思提出可以违背初始义务的条件：（1）达到道德目标的实际可能性；（2）在特定情况下违背初始义务没有道德优先之分；（3）违背的义务必须是达到目的的最小可能性违背义务；（4）违背的影响必须降低到最小（Faden & Beauchamp，1986）。格莱德（Gredier）定义了四种知情同意的例外情

---

① 原文为：第 25 条 有知情同意能力的个体作为受试者参加医学研究必须是自愿的。尽管同其家人或社区首领进行商议可能是合适的，除非他或她自由表达同意，否则不得将有知情同意能力的个体纳入研究中。参见《赫尔辛基宣言中文版》（http://www. hxkq. org/llwyh – 02 – 03. asp）。

② 原文为："准则 4——个人知情同意：对于一切涉及人的生物医学研究，研究者必须取得未来受试者自愿的知情同意" 参见邱仁宗《 国际医学科学组织委员会（CIOMS）关于涉及人类受试者生物医学研究的国际伦理准则》，《中国医学伦理学》2002 年第 4 期。

③ 原文为：The experiment should be conducted only by scientifically qualified persons. The highest degree of skill and care should be required through all stages of the experiment of those who conduct or engage in the experiment. 参考 BRITISH MEDICAL JOURNAL No 7070 Volume 313：Page 1448，7 December 1996. http://www. cirp. org/library/ethics/nuremberg/。

况，紧急性、不可满足，豁免和治疗性优势（Greider，1996）。美国联邦机构法典规定，如果满足以下四个标准，知情同意可以被豁免：（1）研究涉及对主体最小的伤害；（2）主体的权利和福利没有受到豁免的影响；（3）如果没有豁免的话，研究无法正常进行；（4）在合适的时机下，会向主体提供有关研究的信息。①

由此可以推断，"特定情况"主要包含以下因素：

首先，获得知情同意存在困难，或者不可实现。例如回溯型生物样本数据库存储了大量无参与者身份信息的样本。由于时间久远，重新寻找样本所有者较为困难，并且样本使用不会侵犯样本所有者隐私权。②

其次，在特定情况下违背初始义务没有道德优先之分。假设样本主体不具备同意能力，但其样本对生物医学研究的发展具有重要意义，可以挽救很多患者的生命。并且样本采集不会给参与者带来身体上伤害，可以由亲人代理同意。例如患有渐冻症的病人已经昏迷，已经不具备自主表达同意的能力，但这位病人的组织样本、治疗记录和肌电图可以帮助医生找到治疗渐冻症的方法，从而挽救更多渐冻症患者的生命，产生较大的社会效益。在这种情况下，可以由家属代替患者做出同意，选择是否加入样本库。

如果第三方代替缺乏理解能力的主体做决策，这种决策应当是基于最有利原则做出的选择。被代理者具备知情能力之后（例如儿童成年之后），

---

① 参照 US Department of Health and Human Services. Code of Federal Regulations. 45 CFR 46，subpart D。

② 生物样本数据库按照样本来源分为以下两种：一种是未来型生物样本数据库，即采集的样本和数据用于未来研究，这种数据库大多由政府部门主导，用于疾病的研究和药物的开发；一种是回溯型生物样本数据库，即贮存数十年前采集的样本和数据到数据库，这种数据库大多由研究者、医院建立，用于研究、教学和实验目的。其中，回溯型生物样本数据库面临的知情同意问题更为严峻，因为从实践角度来说，知情同意面临如下困难：（1）很多样本和数据因为所有者去世或者身份无法确认；（2）即使之前获取过样本所有者的同意，但所有者是对当时的实验和治疗授予同意，而非同意将样本用于当今的分子生物学研究；（3）很多医生及医疗机构在获取样本时的目的并非用于研究，而是其他目的；（4）在学界存在这样的预设，即死者不会因为基因信息泄露受到伤害，而生者可以从基因研究中获益。未来型生物样本数据库的样本和数据用于未来研究，例如英国生物样本数据库、西澳大利亚基因健康计划，这些生物样本数据库旨在通过研究参与者的 DNA 以及医疗数据和记录，探索基因对健康和疾病的影响。但这种生物样本数据库由于无法预期未来研究的范围，以及提供研究者的具体信息也面临伦理挑战。

如果继续使用被代理者的样本和数据，应当获取被代理者的知情同意，同时确保被代理者有随时退出生物样本数据库的权利。

戈登伯格（Goldenberg）等人在 2003 年从 5 个医疗中心（杜克大学、约翰霍普金斯大学等）选取了 1193 名患者，通过电话访谈的形式调研了受访者对如下假设情景的态度：如果受访者在童年时期由父母代理同意将样本捐赠到生物样本数据库，在其成年之后，是否认为样本库需要再次获取他们的同意①。调研结果表明，543 名（46%）受访者表示研究者需要再次获取他们的同意。在这 543 名受访者中，大部分（75%）非常愿意再次给予生物样本数据库继续使用其样本的权利。调研人员询问受访者，如果在其成年之后，研究者因为无法获取他们的联系方式，而无法给予其再次知情同意的机会，在这种情况下，是否愿意他们的样本继续用于样本库研究，56% 受访者表示在这种情况下研究者不能继续使用其样本（Goldenberg，2009）。从这个调研中可以看出，受访者表现出很积极的态度，愿意参与到大数据研究的共同决策中。并且在条件允许的情况下，期望能够在成年后与其取得联系，获取他们的再次同意。

虽然知情同意原则以及公民调研意见都表明再次获取同意的必要性，但在实施过程中，需要耗费大量的人力和物力。尤其对于大数据研究这种"未来型研究"来说，几十年之后再重新与样本所有者取得联系无疑也增加了难度，例如很多儿童成年之后可能由于搬迁等原因无法取得联系，在这种情况下，寻求参与者所需要投入的人力、物力可能远远大于该数据本身的价值。那么，在什么情况下，同意豁免是可以得到辩护的呢？

2009 年英国颁布的《医学总会保密指南》（*General Medical Council confidentialty guidance*）中规定：

> 41. 如果将信息匿名化和编码化，寻求和获取患者的同意需要耗费不必要的精力，并且给参与者带来的压力和伤害可以忽略不计的话，向二级用途提供信息时合理的。但是应当尊重患者的反对意见。

①　在调查问卷中，"基因疾病"被描述为"可以通过基因代际传递的疾病"，"基因研究"被描述为"将个体疾病与其基因相连"。

42. 如果法律允许，你可以提供具有个人信息的数据而不获取患者的同意。如果可以通过公共利益进行辩护或者

a. 有必要使用可识别身份的信息

b. 匿名或者对信息编码不切实际，并且无法取得所有者的同意（取得同意的过程不成功）

43. 在考虑是否获取同意时应当考虑

a. 样本的年代以及所有者重新取得联系的可能性

b. 记录的数量

c. 因为低回馈率或者特定群体父母拒绝使用其信息带来的偏见①

由上可知，《医学总会保密指南》认为，在（1）信息匿名化；（2）寻求同意需要耗费不必要精力；（3）给参与者带来的压力可以忽略不计的情况下，使用带有个人信息的数据可以不再次获取所有者同意。上述规定给研究者带来很大的自由空间，但"耗费不必要精力"、"压力可以忽略不计"作为标准界定的时候容易引发争议。

不可否认，很多大型儿科癌症、囊肿性纤维化、跨区域流行病样本数据库可能在未来三十年、五十年、一百年间帮助医学创造更多成果（Robison，2002；Ronningen，2006；Stiller，2009）。但类似于"不会影响主体的福利和权利"这种抽象准则在实践中见仁见智，应当结合特定文化背景、研究性质、参与者意愿等因素综合考虑。同意豁免的前提是不会影响主体的权利和福利，在该项研究具有一定科学价值和社会价值，已通过独立组织审查（伦理委员会）等条件都满足的情况下，如果研究者没有办法联系到已经成年的参与者，同意豁免是可行的。如果研究者使用"共同利益"作为同意豁免的理由，尽管短时间内收集大量样本，但如果参与者失去对样本库的信任，选择退出的话，结果则"欲速而不达"。研究者应通过"对话"方式协助公民深入了解研究目的、研究过程、研究风险，增加公民对于生物样本数据库样本使用的认可度和接受度。

---

① General Medical Council（UK）Good Medical Practice Guidance：Confidentiality，2009，http：//www.gmc‑uk.org/guidance/index.asp.

四　家族同意模式

如图 6.1 所示，患者/受试者直接对医生/试验者授权，决策结果仅会影响患者/受试者自身。参与者对生物样本数据库授权样本和数据的使用，但实际使用主体却是第三方，参与者面临隐私泄露的风险，而其家族成员在不知情的情况下与参与者承担同样的风险。基因信息将个体与其家庭、种族相连接。参与者自主作出参与生物样本数据库的决定，但家族成员却与其共享参与风险。例如，参与者基因检测中发现其家族容易罹患精神分裂症，如果保险公司获得这一信息，可能会尽量避免雇佣该家族成员。家族成员在不知情的情况下，承担隐私泄露带来的风险。

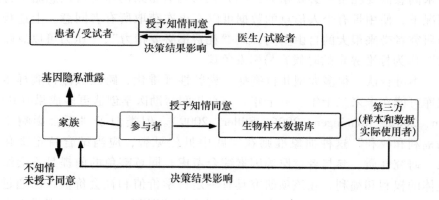

图 6.1　临床研究/人体试验与大数据研究知情同意对比图

本研究倡导公民在做参与决定时，采取家族同意的模式。"家族"是以共同的遗传性为基础构成的社群，是具有凝聚力的群体。采用家族同意模式是基于这样的伦理假设：即合乎伦理的大数据研究应当将社群利益纳入考虑范围，以避免家族成员因被动纳入生物样本数据库而受到伤害。家族同意模式可以通过以下方面得到辩护：

第一，儒家哲学将个体置于与社会和他人的关系中，个体并非孤立的存在。所以儒家思想的出发点不是个体的独立与自主，而在于与他人的关系。参与者关注基因信息特有的家族性、遗传性特征，合乎道德价值，是儒家不忍人之心的体现。在中国特有的文化语境下，基因信息是属于家族和近亲之间的共同隐私。家族成员既要尊重彼此间的个体性，也要一起维护基因隐私权和知情权。家族同意可以避免家族成员在不知情情况下隐私泄露带来的伤害。

第二，家族同意可以吸引更多参与者加入生物样本库。从儒家观点来看，家庭中的亲密关系是道德实践的基本出发点，根据亲疏远近不同，划分出不同的道德义务。孟子说："父子有亲、君臣有义、夫妇有别、长幼有序、朋友有信。从家庭成员之间尊敬互爱，到君臣有义；从维护家族利益的共同决策，到"以国为家"的自愿参与，生物样本数据库的构建离不开公民的家国情感衡量。

第三，家族同意有助于形成社群—生物样本数据库的伙伴关系。家族作为拥有共同基因的社群，主动参与大数据研究，可以推进家族遗传疾病的研究。家族成员可以在研究项目、目标、研究设计、专利权等方面与研究者磋商，从而影响大数据研究过程和研究结果。

第四，家族同意模式可以弥补个人同意的不足。汤姆林森（Tomlinson）等人在调研中发现，很多参与者捐赠肿瘤样本的动机是为了惠及他人，在参与过程中，并不会对捐赠的成本和风险进行特别的推定（Tomlinson，2013）。因此，在将样本捐赠给生物样本数据库或者医疗机构的过程中，如果参与者可以和家族成员共同决策，查询相关基因知识，对所捐赠机构的资质进行仔细甄别，对研究的目的、研究者身份以及样本未来去向做了解，家庭成员之间可以共享和分担研究成果和风险。

前文曾提出生物样本数据库实质是一种"集体式公民社会"，个体主义、自由主义模式并不适用于大数据研究。家族成员构成参与者团体，可以提高知情同意的质量和积极参与研究的意愿。生物样本数据库可以与家族团体完成更全面的合作，消极的、被动的参与者个体转变为积极的、主动的参与者团体。

家族同意的缺陷在于可能会导致家长主义出现。在决策时，家族长者、富有经验者可能替代整个家族成员做出决策，部分家族成员迫于家族权威而被动做出参与生物样本数据库的决定，或愿意加入生物样本数据库迫于家族压力而放弃。

第四节　小结

儒家思想治理下的医患关系强调医生通过"君子式"的惠益，维护患者福祉。孟子曰："尊德乐义，则可以嚣嚣矣。故士穷不失义，达不离道。穷不失义，故士得己焉；达不离道，故民不失望焉。古之人，得志，泽加于民；不得志，修身见于世。穷则独善其身，达则兼善天下。"（《孟子·尽心上》）士要"得己"，不能失掉"义"，这样民才不会失望，从此处可以看出，孟子主张的君子品格是与社会相连的。作为样本数据库的管理者，需要秉承"道义"，以是否让公民"失望"作为评判标准，这样才能增强公民对生物样本数据库的信任。

尽管中国传统医患关系并不强调患者的自主性，但医生在诊疗过程中不失义，才能"民不失望"。通过国内学者对中国上海市、杭州市等地的调研以及本研究对北京、山东调研发现，大部分受访者对样本库建设持支持态度，愿意通过捐赠样本方式推进生物医学研究的发展。

与临床研究知情同意不同，大数据时代宽泛同意不能提供研究内容和研究目的的详细内容，参与者面临的研究风险可能在几十年后才能得知。知情同意书的签订成为参与者对未来权益和风险的一种授权，所以要求研究者提供充足的信息来帮助参与者做出合理的决定。虽然大数据时代生物医学研究与人体试验有很大区别，如研究者无法告知参与者相关研究的细节以及样本的未来用途，但在"真正""公正""全面""合理"的向主体披露研究的相关信息，尊重主体自愿选择权方面，生物样本数据库和人体试验是相通的。对于依赖参与者样本和数据建立起的生物样本数据库，如果不能维护参与者隐私权益，必然会引发参与者对样本库管理者"不信任"，无疑会对样本库的发展带来危机。

很多参与者由于教育水平、文化背景、价值观等因素，在知情同意过程中会存在困难。研究者根据参与者的教育背景与价值理念，选择合适告知方式，避免在"同意"和"知情同意"之间产生鸿沟。

当前中国已经颁布了《人类遗传资源管理条例》《涉及人的生物医学研究伦理审查办法》《涉及人的生命科学和医学研究伦理审查办法》等伦

理指导原则和法规规范生物样本数据库建设，法律和政策并不是为生物医学研究设置障碍，而是在防止隐私失范和维护研究之间寻找张力。虽然法规和伦理原则可以一定程度上遏制失范行为，但要求数据主体加强基因隐私意识。

在生物样本和数据进入样本库后，伦理委员会负责样本数据相关的科学研究的审查。伦理审查委员会应当严格审查研究目的、研究者身份等，以确保维护参与者的权利。研究者需要向伦理委员会呈交研究计划和知情同意书。一旦研究计划发生更改，伦理委员会需要再次审查并对数据的使用作出授权。部分伦理委员会审查生物样本数据库知情同意时，使用临床治疗和试验的知情同意审查模式。前文论述过临床治疗和试验与大数据研究存在很大区别，而这种伦理审查借用传统研究审查模式的方法很明显会带来审查不严格、审查不符合实际需要的情况。解决该问题需要制定生物样本数据库审查的相关法律和伦理准则；在审查过程中，伦理委员会要对风险收益进行分析，根据法律和伦理准则的要求，衡量研究以知识的形式给社会带来的收益，对于参与者面临的风险，也应当受到格外重视。

对于风险受益的分析不能仅通过量化数据直接表达，并且参与者面临的风险也不能面面俱到的都考虑其中，这也要求伦理委员会与研究人员加强沟通，确定其研究的可行性并尽可能减少误解。总体来说，伦理审查的严苛程度应该与研究带来的风险成正比。

第七章　宽泛同意和生命公民的构建

对于生物样本数据库，不可能产生一个完全符合知情同意原则的宽泛同意模式。并且过分追求知情同意原则的满足，对知情同意的概念和精神也是一种误解。本研究认为，生物样本数据库的参与者作为宽泛同意的主体，应当"积极"和"主动"的参与到大数据研究中。这种"参与"不仅指捐赠样本和数据，更指代参与者积极推动生物样本数据库的研究方向，与科学家共同"形塑"生物样本数据库，实现个体利益和共同利益的统一。本研究将通过罗斯、纳瓦斯的"生命公民"，对参与者在生物样本数据库中的"角色"作进一步说明。

第一节　"积极的参与者"与生命公民

一　知情同意的内核：参与者赋权

在生物样本数据库研究中，通常需要参与者主动参与并提供他们健康和生活习惯的私人信息，因而任何研究都和参与者的信任休戚相关。为保证包括参与者和参与者所属的群体在内的"合作者"们的信任，公共信息、咨询和公共参与是成功的影响因素之一。

——欧盟　2010①

---

① Beier K., Schnorrer S., Lenk C., et al., The Ethical and Legal Regulation of Human Tissue and Biobank Research in Europe, *Openaccess*, 2012, 13（2）：311－317.

本书认为，知情同意原则的核心是一种赋权模式，参与者对生物样本数据库中数据和样本未来的使用范围有一定能力的控制。正如欧盟引文中所说，"参与者需要主动参与和提供健康信息，获取信息、给予'合作者'信任"，公民积极参与是生物样本数据库成功的重要因素之一。

公民参与是建立生物样本数据库技术—政治合法性的有效途径。阿恩斯坦经典的公民参与阶梯理论①是公民参与和政治联结的经典案例。如果知情同意过程完全由研究者"操纵"（一级），"引导"（二级）参与者达到自己的目的，那么这样的授权是无意义的，并不是真正的知情同意。而比"引导"更高级的是"告知"（三级），研究者将信息提供给参与者，参与者在获取信息的基础上自主决策。而"咨询"（四级），则是生物样本数据库听取参与者意见，表面上看信息摆脱了自下而上的单向流动，参与者也可以表达意见，但是咨询于规划晚期提供，参与者无法施加实质性影响。因而并不是真正的赋权。而对于"劝解"（五级）则是参与者深层参与，真正被赋权。与前面四级相比，"劝解"中参与者的介入时间更为提前，参与者包含人群范围更广，尽管生物样本数据库具有最终决定权，但参与者与生物样本数据库形成了交流与互动模式。"合作、授权、公共控制"（六级）则是最高级别的参与，参与者全程参与生物样本数据库规划，发表看法与观点，就大数据研究和规模范围献言献策。以上六级的主要区别在于1. 参与者介入时间不同，越高级参与者介入时间越早；2. 沟通模式不同，高级参与中，参与者与专家形成良性沟通渠道；3. 参与者范围不同，越高级包含的参与者范围越广。

在西方医学史上，患者与医生处于不平等地位，由医生"操纵"治疗过程。伴随知情同意制度的确立，患者被赋予了"告知"的权利。所以知情同意制度的内核就是赋予公民权利。约纳斯认为，"责任就是权力的一个功能，无权者无责任"（Hans，1984）。公民被赋予了知情同意权，就有责任作出符合自身和家人利益的选择。正如前面分析，由于生物样本数据库采取了宽泛同意模式，管理者对样本有着更大的使用空间，可以用于不同目的的研究，这无疑也给参与者带来更多风险。因而，生物样本数据库中的知情同意与医

---

① 1969 年，Sherry Arnstein 在美国规划师协会发表了论文 *A Ladder of Citizen Participation*，文章提出 8 种公民参与模式，分别为操纵，引导，告知，咨询，劝解，合作，授权，公民控制。（http：//lithgow‐schmidt. dk/sherry‐arnstein/ladder‐of‐citizen‐participation. html）

患关系中的知情同意有所区别，在于同意主体"更高级"的参与。如果说临床医疗语境下，患者通过三级"告知"参与就可以保障权益的话，对于样本库参与者来说，第四级"咨询"、第五级"劝解"、第六级"合作、授权、公共控制"无疑更能保障参与者权益。

对于这种更高级的参与方式，包括在参与之前，通过样本库网站宣传资料了解信息；监督伦理委员会中是否具备不偏倚性；项目研究是否有商业资本的介入；所捐赠样本和数据的性质，敏感度如何；生物样本数据库是否会对数据进行充分编码和采取数据保护举措；参与者是否保证可以在任何时间退出当前和后续的研究等。这种更高级形式的参与，不仅代表了基因时代公民参与方式的转变，也代表了价值观的转变，也就是说，基因时代"形塑"了公民，使得公民价值得以重塑。

二 生命公民概念的提出和解读

在涉及疯癫①、性②和其他社会控制行为的一系列作品集中，米歇尔·福柯（Michel Foucault）提出了对后世影响深远的"生命权力"（biopower）和"生命政治"（biopolitics）理念③。他认为，当前的社会，并不是通过控制奴隶或仆从的死，来实现其统治，而是通过规训有意识的自我个体的身体和生命，即"通过发展多样的技术达到对身体的规训和对人口的控制。"（1998，40）现代社会的个体不过是作为主权者的"独享之物"而存在。福

---

① 《疯癫与文明》（*Histoire de la folie à l'âge classique – Folie et deraison*）于 1961 年出版的，主要讨论历史上"疯狂"这个概念是如何发展的。

② 《性史》（*Histoire de la sexualité*）一共分三卷（本计划六卷），第一卷《认知的意志》（*La volonté de savoir*），也是最常被引用的那一卷，是 1976 年出版的，其主题是最近的两个世纪中性在权力统治中所起的作用。针对对于弗洛伊德等提出的维多利亚时代的性压抑，福柯提出置疑，指出性在 17 世纪并没有压抑，相反得到了激励和支持。社会构建了各种机制去强调和引诱人们谈论性。性与权力和话语紧密地结合在了一起。第二卷《快感的享用》（*L'Usage des plaisirs*）和第三卷《关注自我》（*Le Souci de soi*）是在福柯死前不久于 1984 年出版的。其主要内容是古希腊人和古罗马人对性的观念，关注一种"伦理哲学"。此外福柯还基本上写好了一部第四卷，其内容是基督教统治时期对肉体与性的观念和对基督教的影响，但因为福柯特别拒绝在他死后出版任何书籍，家人根据他的遗愿至今未出版它的完整版本。

③ 托马斯·兰克（Lemke）在《生命政治学：进阶导论》中指出："生命政治学的历史观念首先是法国哲学家和历史学家米歇尔·福柯提出的。按照福柯的说法，生命既不是政治的基础，也不是政治的对象。"

柯观点的核心在于，"规范"终将取代"法律"，主体通过内化知识来代替法律的惩罚，成为规训的个体（吴冠军，2015）。

福柯认为，从19世纪开始出现了一种新的权力形式——"生命权力"。他通过研究生命权力与政治、经济之间的关系，建立起一种新的权力范式。这种新的范式通过两个层面表现出来：第一层面生物力量通过"规训"作为权力程序保证，"作为机器的个体为中心而形成的：对个体的矫正、个体的能力的提高、个体的力量的榨取、它的功用和温驯的平行增长、它被整合进有效的经济控制系统之中"，权力技术渗透于个体的身体和日程行为中，使人变得更加顺从；第二层面是自18世纪中叶以来，"以物种的肉体、渗透着生理学并且作为生命过程的载体的肉体为中心的"，这种规训是"一种人口生命政治"。福柯所建立的新的权力范式将肉体的规训与人口的调整作为生命权力机制展开的两级，这表明权力的功能不再是杀戮，而是从头到尾的控制生命。在政治和经济领域中，出现了有关出生率、人口寿命、公共卫生、居住条件、移民的问题，许多不同的驯服肉体和控制人口的技术也伴随知识的发展而出现，由此一个"生命权力"的时代开始。在这样的一个规范化的社会中，公民概念逐步形成。国家在领土范围内制定颁布统一法律、要求公民使用统一语言，建立义务教育系统，建立公共服务设施，建立社会福利保障体系等等，在此基础上，公民与国家休戚与共。公民并不是原子化的个体，而是变成了整体性的人口，公民是彼此没有差别的生命，丧失了主动性，变成了人口统计学上的消极的1。

继福柯之后，该理论经由吉奥乔·阿甘本（Giorgio Agamben）、安东尼奥·奈格里（Antonio Negri）和迈克尔·哈特（Michael Hardt）等进一步发展，他们就生物对政治和历史的重要性作出深入探讨。福柯的继任者则将规则看成是一个双行道：个体会被国家管制，然而，也同样产生自主、能动的参与到管理中，他们提出了生命社会（Rabinow，1992）。他们认为，伴随生物科学技术的发展，作为个体的人掌握越来越多的知识和技术，从而可以重新书写自己的命运。

"生命公民"概念最早由克里斯托弗·拉蒂奥莱斯（Christopher Latiolais）题为《政体：生物公民权自然化和哲学保留》的演讲中提出，而将"生命公民"概念系统化是人类学家阿德里亚娜·佩特里纳（Adriana Petryna）《暴露的生命：切尔诺贝利后的生物公民》一文。佩特里纳的生命公民概念代表了一种建立在医疗、科学和法律标准下对生物性伤害的承认以及对此的补偿（Petryna，2013）。生命公民的典型代表是苏联解体以后受切尔诺贝利事件影响的公民，他们成功为自己争取到社会福利，但佩特里纳并没有赋予生命公民太多复杂的含义。

罗斯 & 诺瓦斯将"生命公民"放置于更广阔的语境中，将其视为西方民主中的新公民形式。他们从两个层面诠释生命公民的内涵：首先，公民在新的国家形势下主动、积极的参与到政策制定中，为争取社会权益而努力。生物科学知识和生物技术创新冲破国家间的界限和管辖。同样的，公民群体通常会选择跨区域的组织形式，网络成为拥有某种共同基因特征群体交流平台。其次，生物学发展重塑人们对于公民的理解，使得传统政治趋于多元化和碎片化。新的政府与优生学和种族主义划清界限，从一种政治理性转变为人口层面对于个体特定基因的风险管理（Rose & Novas，2005）。

罗斯和诺瓦斯的"生命公民"与黛博拉·希思（Deborah Heath）等人的"基因公民"有很多共同之处。"基因公民"强调公民群体的重要性，通过获取生物医学方面的知识，来影响政府决策和政府在医疗研究方面的投入。而这种组织的出现也挑战了普通人和专家之间的区别。通过社会参与，来影响生物医学技术尤其是基因技术的发展（Heath 等，2004）。

而拉比诺的生命社会（biosociety）也是生命公民概念的重要基础，生命社会表达了一种基因时代的新形式政治。生命不再是一种自然体，而是成为一种在生物技术上可以改变和塑造的对象。这种改造也受到文化的影响。拉比诺将这个过程描述为在生物知识的基础上重塑社会关系，并且这种新的生命政治与优生学计划毫无关联。

与前面探讨的关注个人自主选择权不同，生命公民着眼点是从整体层面，即公民权层面的探讨如何提升公民参与的主动性。这种"积极的公民权"在过去的 20 年中，已经被很多政府作为政策指导思想使用，鼓励公民参与到城市规划、医疗规划的决策中。在这个意义上，对于知情同意原则，可以理解为公民对于科学和专家矛盾性的一种制度性回应。

"生命公民"概念强调"主动的""积极的"公民权，与知情同意中对于自主性的推崇相合。公民通过主动、积极的参与到生物样本数据库知情同意中，可以打破普通人与专家、即作为主动的研究者和被动的收益者之间的界限。

第二节　生命公民的构建

本书认为生命公民是通过"公众理解科学"构建出来的。"构建生命公民"是指重塑权威对个体的理解方式。权威不仅包括政治权威，还包括医学、法律等领域的权威，甚至是潜在的雇主，保险公司等。这些权威部门使用新的生物医学语言对患有慢性疾病、残疾、失明、失聪、抑郁症等疾病的生命个体重新理解（Rose，2007）。"构建"生命公民还体现在重塑公民对自身的认识。公民使用带有生物色彩的语言描述自身特性，以及各种感受等，例如公民在日常交流用语中会有高血压、哮喘、遗传性乳腺癌等医学词汇。

"构建"不仅体现在公民对自身的认识上，还体现在公民做出何种行动决策，从他们对自身健康有怎样的认识，再到他们选择用何种方式去生活。生命公民主动的、积极的去获取有关生物医学方面的知识，这些知识涵盖了健康与疾病、药物学、基因学，拉比诺将这些知识称为"第三种文化"（Rabinow，1994），这些知识与公民的日常生活密切相关，也是公民自身关心，愿意去探求和理解的。

上述公民使用的医学语言，都是通过正规渠道获取，例如接受学校、社区组织的健康教育，去医院咨询医生，阅读养生书籍，收看电视上的养生节目等。然而，公民也处于网络环境、社区环境、工作环境中，在这些环境中得到的医学信息泥沙俱下，公民还是会收到很多其他信息流传播的伪科学，例如火爆一时的"绿豆治百病"，"转基因食品会导致不孕不育"等等。对于自身或亲友罹患某种疾病的公民来说，能够阅读和了解有关这种疾病的文献材料称为一种重要能力。这些知识可以让他们更好的理解疾病的发病过程，对患有该疾病的亲人有更好的照料，并且可以和医生讨论不同治疗方法的利弊。

在过去的10年，网络成为公民获取这方面知识的重要渠道，但是网络的一个关键特征是其不能保证所获取医学知识的权威性和专业性。例如来自于论坛或贴吧里患有同种疾病或亲属患有该疾病的经历与感受分享。然而，这些医学知识很有可能受到复杂利益的驱使，在这些领域中投入大量资金的生物技术、生物医药公司也成为"构建"生命公民的积极作用者。他们资助和支持了很多公民团体活动，并借此宣传自己的生物医疗产品。在美国，政府允许医药公司以牟利为目的投放医药电视广告，而到了现代，这些公司通过网络来实现自己的目的。

伴随生活水平的提供，公民对于健康的追求也随之增长，2016年1月份爆出的某网络公司贴吧以70万元价格将"血友病吧"出售给私人，成为骗子的营销基地，大肆宣传虚假药物。再例如"魏泽西事件"中的"DC－CIK细胞免疫疗法"，为公民编织虚假的希望。这也体现出"构建"生命公民存在风险。"构建"生命公民应当让公民尽量接触科学事实本身，但是现实中，这种"构建"很可能会受到经验、政治、资本等于因素的共同作用，而偏离生物医学真相本身。

对此，罗斯给出的建议是通过"公民理解科学"的方式来"构建"。过去的10年中，"公民理解科学"运动在很多国家和地区兴起。"公民理解科学"运动通过科普方式教育公民，使其能够充分理解科技发展带来的伦理和民主问题，并作出知情同意选择。"公民理解科学"被看作是科学管理体系中，重新获取公民对科学信任的方式。并且它也被视为一种普通公民没有机会直接参与到科学技术研究中的一种"民主缺失"的补偿。在"公民理解科学"运动中，基因教育由来已久。

拉博哈尔索纳和卡隆发现越来越多"激进的公民群体"参与到罕见病、普遍性疾病的研究中（Raberharisona & Callon，2002），这种新型的"医患共建式"知识生产模式在政治上也影响着医疗资源的整体分配，生物样本数据库也催生了很多组织与运动，例如专门为反对deCODE基因公司对爱尔兰人民基因信息的垄断权的曼文德（Manvernd）组织，在这个组织的影响下，大约10%的爱尔兰公民退出样本库（Burton，2002）。拉博哈尔索纳和卡隆认为这些群体在技术科学、政治和经济方面发挥越来越重要的作用（Raberharisona & Callon，2002）。

所以对于生命公民来说，他们的决策是开放的，也是统一的。开放性是面对不断变化的外部环境而相应调整自己的决策，而统一则是内涵的生命公民自我形塑的统一。

第三节　构建生命公民的意义

一　推进相关遗传疾病研究

生物医学研究的发展产生了大量生物健康相关信息，区分健康和疾病标准也是随之发生转变。例如 A 带有某种遗传疾病的致病基因，尽管当前 A 身体健康，但是未来可能因致病基因导致罹患相关疾病。生命公民通过积极、主动的了解自身基因相关信息，与有共同基因属性的公民形成公民群体，推进相关遗传疾病的研究进展，争取政治、社会等方面的权益。

由于公民没有经受系统的科学训练，缺乏足够的知识和经验，公民参与过程会面临很多质疑。但正如吉登斯所说，对于公民缺乏专业知识的制度性回应是鼓励更多的公民参与到生物样本数据库建设中。公民在做决定的过程中，才会更加主动（Giddens，2002）。公民来自不同的文化背景，有不同的利益冲突，每个公民都有对于基因科学不同理解的权利。公民参与可以帮助建立适当的知情同意，这样生物样本数据库反映更大范围的人们的利益。

威尔登将现代的公民权放诸于科学与技术的语境之下，探讨公民，政策制定者以及科学专家之间关系的变更（Petersen & Bunton，2002；Rose & Novas，2005）。对于普通公民来说，作为公民身份参与到生物样本数据库的建设中，他们必须寻找一种角色，这样才能在科学"可操作权"上与研究者和专家达成协商（Weldon，2004）。2004 年北坎布里亚郡社区遗传学项目（North Cumbria Community Genetics Project，NCCGP）的研究者艾丽卡·哈伊姆（Erica Haimes）和迈克尔·万宏—巴（Michael Whong-Barr）在参与了招募参与者的过程之后，通过整理访谈资料，认为参与者分为以下几种类型，"积极的参与者"，强烈表达自己要加入到数据库建设中的意愿；"收益参与者"，在知情同意过程中衡量自身得失与集体利益之间的关系；"被动参与者"，没有理由不参加提供样本的活动，选择参加；"犹疑的参与者"，就是为了参加而感到后悔（Haimes&Whong-Barr，2004）。

参与者在此过程中，保持一个"积极"的角色，有利于营造大数据研究中公民"主动同意"的气质，形成开放透明的全民参与、全民讨论的生物样本数据库建设氛围，公民不仅是样本和数据的提供者，也是潜在的共同决策者。

这与哈贝马斯的公民政治哲学思想有相似之处。哈贝马斯（Jurgen Habermas）整理出学术与政治关系的三种模式，即决断论、科技行政意见和实践论三种模型。在决断论模式中，政治领袖掌握信息和专业知识，公民只能执行领袖意见并且表示赞同；在科技模式中，科学家在决断之前已经形成理论，然后放到实践中验证，公民沦为技术上的必要；实践论模型是学术与公民之间形成开放的沟通模型，技术性的知识和方法可以和依附于传统的自我意识互动。经验、实践的问题变成了学术问题，学术问题厘清之后，回馈到公共领域（Habermas，1970）。因而，哈贝马斯认为在科学家和公民之间有一个公共领域，公民可以通过这个领域与科学家进行沟通。在健康医疗大数据语境下，公共领域的表现形式包括公民社团、自助团体、公众号、各种线下活动等，公共领域是意见的交往网络，其核心在于基因科学研究与公民之间的积极互动，作用在于调节公民与生物样本数据库的关系，维护公民对于生物样本数据库的信任。

本研究将生物样本数据库的构建模式分为以下两种：第一种模式，科学家、医生作为专家角色而存在，依据研究需求建立生物样本数据库，公民作为样本和数据的提供者，被动参与到生物样本数据库中；第二种模式，具有共同基因特征或罹患同种疾病的公民组成公民团体，通过推动相关样本数据库的建立，达到使健康受益的目的。科学家结合公民意见规划样本数据库建设。在这种样本数据库建设模式之下，科学家与公民是双向流动的关系，公民积极参与到生物样本数据库建设中。

第一种模式是一种自上而下的"检验"假设式的研究，科学家负责设计和使用这个机制，参与者的角色是"检验"他们的知识。科学家制定研究计划并交由生物样本数据库伦理委员会审查，科学家通过使用公民的数据和样本推动生物医学发展，公民从中获益。第二种模式公民主动向科学家提出自己感兴趣的研究领域，患有某种基因遗传病的公民通过自身病例推进相关研究的进展，甚至学习相关知识，主动参与到该疾病的研究中。

与模式一相比，模式二中公民与科学家之间是互相信任、共同协作的关系。公民"参与"到大数据研究中，这也是对科学家"知识专权"挑战。生物样本数据库如同富兰克林所说的"希望技术"（Hope Technologies），整合科学发展、商业、个人需求，达到各方行动者利益的最大化（Franklin，

2005）。通过生命力量的作用，达到对权利的规训。模式一的公民可能被动的享受生物样本数据库发展医学水平的提高，与科学家是一种"顺从"的关系；也可能因为生物样本数据库带来隐私等方面的风险而反对生物样本数据库建设，与科学家是一种"敌对关系"。而模式二的生命公民与科学家平等协商，通过补充医学知识使大数据研究更加合理，科学家是一种"合作"关系，罗斯称其为"信息化生命公民"。

表7.1   不同参与模式对比

项目	模式一	模式二
理论背景	实证主义 自然科学研究模式	互动式 学习式理解
研究者	科学家 价值中立、分离的	科学家 多元化公民
对于数据库 参与者的观点	无知或非专家	相关领域知识来源
数据收集方式	标准化、结构化方式 研究问题由研究者设置 事实与价值观分离	非结构化、开放方法 自然设定 参与者决定访谈重点 自由回答
分析	标准化 数据分析 总结和对比	没有特定范围 使用创新式分析方法 采用参与者的思考方式来分析问题
目的	产生可信知识	产生可信知识

模式二中的公民可以从大数据研究中直接受益。公民通过生物样本数据库获取自己的基因信息，如未来可能会罹患的疾病、酒精耐受度、是否易疲劳等信息，在这些信息的基础上规划生活方式。

正如约纳斯所说，"局外人在服务于进步时被医学领域的献身意识所召唤和接受"。制度和生命科学技术改变了人们对生命意义的理解。学术惟有作为经验知识，方有成果可言（Frankfurt，1980）。韦伯设想出一个学术共同管理的社会（Mitbestimmt），虽然这种社会可能会变成"不好的乌托邦"（Eine Schlechte Utopie），但是仍不可否认每个行动者的价值，在更多的"专家公民"的参与下，生物医学研究的组织方式也将出现变革。

二　个体隐私的维护

正如前文所说，"基因隐私"是流动的、变化的概念，其含义建立在所属社会和政治语境中。法国哲学家西蒙东曾对个体化（individualization）概念做出解释，主体可以在各种由人和物构成的异质网络中的角色担当而成为某种个体。所以在不同的网络中，主体可以能动的进行主体化过程。在知情同意过程中，生命公民对个体健康层面基因风险进行管控，通过控制个人信息，决定在何种程度上曝光自己，从而达到控制自身形象的目的。社团参与被看作是生命公民基因管理的重要方面。拥有类似基因构成的公民组成公民团体，共同探讨学习基因知识，寻求专家意见。这些公民团体或者共同患有某种疾病，或者通过基因筛查得知具有罹患某种疾病的可能性。

生命公民积极参与到国民健康的管理中，借以完成对基因隐私的管控，包括争取得到更好的治疗，避免歧视等。阿德里亚娜·佩特里纳在她的研究《后切尔诺贝利》描述了部分乌克兰公民基于受到切尔多贝利核辐射的影响受损的躯体，有要求健康服务和社会补助的权利（Petryna，2013）。对公民权利的争取现在与生存的压力结合，越来越多的贫困人口开始使用生命的形式来争取自己的经济和社会权利。从此种意义上来讲，生命公民可以对特定政策的出台与实施产生影响，使得政府承认生物伤害，得到补偿，根据医学、科学和法律的标准获取社会福利。

以生物意义上共同特征而形成的生命社会团体拥有较长历史，在当前生物医药和基因技术发展之前便早已存在，这些群体组成者是一些不愿仅当"患者"角色的人。早期的优生学家通过推行基因教育让公民反思自身，以及婚姻伴侣，基因公民可以为自己的遗传性能负责。而到了现代，个人的基因构成重塑公民认识。生命公民以公民的"基因"特性为基础，旨在让公民更好地认识自己，维护个体隐私，并融入社会。

三　个体利益与共同利益的统一

"生命公民"概念既具有个体属性也具有集体属性。从个体属性来说，个人通过对于身体的知识在某种程度上来塑造与自身的关系。生物意义上的形象、解释、价值和判断与其他自我评价语言和标准相互交织，在一个广义意义上的"自我王国"中，小心翼翼的对自己的行为作出决策（Rose & Novas，2004）。而在当今社会，自身担有双重责任，一是对自己的健康负责，二是了解和管理自己的基因。这种依据对未来的预测来管理当前自身的责任又被称为"基因审慎"（Genetic Prudence），这种"审慎"有可能对伦理决策的意义作出重新划分（Rose & Novas，2004）。个体与社会建立起规定彼此之间要求与义务的契约，通过这种形式公民与社会成为一体。每个个体成为积极的主体，为保持自身健康和政体的有效性，对自身行为进行反思.

生命公民概念也具有集体属性。保罗·拉比诺（Paul Rabinow）使用"生命社会"（Biosociety）概念表述拥有共同的健康状况或基因组成的共同体（Rabinow，1996）。拉比诺指出，新形式的"生命社会"和新的伦理技术正围绕肉身病痛、基因风险等新范畴展开（Rabinow，1996）。生命社会团体由共同具有某种生物特性的个体组成，伴随生物医药和基因技术的发展，不满足于"患者"角色，主动参与到自己有关病情的开发与治疗过程中。

在 2016 年 6 月 22 日，笔者参加了在波士顿举办的"精准医疗 2016"大会，哈佛大学医学院博士生埃里克·密尼克尔（Eric Mininkel）和索尼娅·瓦尔拉布（Sonia Vallabh）夫妇分享了自身的经历。在 2010 年，瓦尔拉布 52 岁的母亲死于一种神秘的、发展迅猛、医学尚无定论的神经性疾病，一年以后，瓦尔拉布得知她母亲的疾病是基因性的，并且她也携带这种基因。这也意味着 20 年后她将会有相同的命运。当时并没有任何有关此疾病防治、治疗的措施。瓦尔拉布和她的丈夫密尼克尔辞去原来咨询公司的工作，开始自学生物知识，他们开设个人博客，参加夜校，去实验室找工作，如今他们在斯图尔特·施莱伯（Stuart Schreiber）的实验室（同时隶属于麻省理工和哈佛）的团队中为推动这个疾病的研究继续努力。这种形式的公民权通常需要一定的科学与医学专业知识，罗斯称之为"信息生命公民"，他们为了自己的权利而努力，称为"权利基因公民"，彼此之间通过邮件、社交网站、博客等联络，称为"电子基因公民"。生命公民受到特有国家环境、生命政治历史以及他们对自身权利和义务预期的影响。

与此同时，政府应该同公民展开公开对话，帮助他们理解并且建立起信任，虽然这个过程复杂曲折，"我们治疗疾病和延长生命的目的会引发更深层次的问题——这对人类到底意味着什么"（Waldby，2000）。很多国家已经通过采取公民参与的方式来解决这些问题，包括英国人类基因组织委员会的MORI研究、加拿大CARTAGENE计划等，公民通过互联网、社团集会、访谈等方式参与到样本数据库的建设中。公民参与行为在一定意义上可以理解为个体的自我建构，体现了安东尼·吉登斯的"自我性反思"（Reflexive Project of Oneself）中如何运用规则和资源在一系列的选择中建构一种"自洽"（Anthony Giddens，1992）。这种选择也具有矛盾性特征。公民在对科学共同体和专家的不确定和怀疑中，在对技术变革价值和利益中做出权衡。公民在处理生物样本数据库各方关系的同时，也协助建立起新的伦理准则，将今天称为"人"的概念重新书写。

结　语

健康医疗大数据的发展引发很多伦理问题。德国哲学家阿多尔诺认为，量化的和可在技术上应用知识的巨大堆积，如果缺乏反思的解救的力量，也将只是毒物而已（莫兰，2001）。王蒲生于《科学活动中的行为规范》中提出，"科技本身蕴涵着价值与伦理特征"（王蒲生，2006）。本研究探讨了健康医疗大数据时代宽泛同意伦理基础、问题和对策建议，得出如下结论：

结论一：宽泛同意模式在健康医疗大数据时代能够得到辩护

知情同意是个人主义和自由主义的产物，目的是对抗试验中的工具主义。康德将人本身视为目的，是独立王国的主人，而工具主义侵犯人之为人最基本的尊严。知情同意原则是公民保卫自己权利的重要武器和工具，表明公民自主意识的勃兴和权利意识的觉醒。

在知情同意制度确立以前，医生并不关注患者做决定的权利，行善的理念是医生从事高强度医学活动的动机，这段历史也被称为医患关系的"沉默史"。自《纽伦堡法典》以来，知情同意原则开始成为生物医学研究的伦理准则。由于大数据研究的特殊性给知情同意的研究带来挑战，公民在样本库研究面临伤害的风险并不比临床研究小。虽然基因研究对参与者造成的身体伤害较小，但是基因研究会使参与者信息面临泄露的风险，并且该风险也会波及参与者的家庭成员。

从数据库管理者角度来说，不能因为追求科学发展的"共同利益"而摒弃知情同意原则。宽泛同意是风险和收益评估的过程，知情同意必然会要求时间、人力、金钱等多种资源的投入，并且这种投入的增加在一定程度上也缩小了潜在参与者的范围，这也导致了更符合健康医疗大数据时代"宽泛同意"的盛行。即使使用宽泛同意制度，也必须以个体权益的保障为前提，向参与者提供尽可能多的信息，帮助其作出决策。

当前大数据研究领域仍然鱼龙混杂，缺乏统一规范。很多患者的组织样本被医生"理所当然"的用于研究。这些组织和样本让公民面临着基因隐私泄露的风险。大数据时代中的"隐私"在未来需要受到多大程度的保护，都将影响未来有关基因政策和法律的形成。

宽泛同意的任务在于：用法律和道德构筑秩序，保护参与者的安全和权利。按照韦伯对社会行为的分类①，宽泛同意制度很大程度上是一种工具理性的"法理型"制度，表现在：第一，有严格的管理机制和伦理审查机构；第二，有明确的目的，采用最有效的手段，最迅速的方式收集更多的样本，从而促进生物医学研究的发展。如果将宽泛同意视为一种理想状态的契约，这种"契约"只是将可见的、公共行为要求合法化。

为了保护公民权益，数据库管理者应当坚定不移的维护知情同意原则，并铸就技术和法律的"防御之墙"来避免数据的非法使用。在知情同意原则施行过程中，正如韦伯所区分的"形式上的合理性"与"实质上的合理性"，研究者应当根据参与者的文化背景、教育水平和潜在利益冲突帮助参与者完成决策，而非将宽泛同意简单等同于"签字"过程。在此过程中，要以保护参与者自主选择权为主要目的。

结论二：参与风险的规避需要公民更积极、主动的参与知情同意过程。

通过积极参与宽泛同意全程，参与者在的角色由"被动消极的防范数据隐私被侵犯"，转变为"积极维护自身数据隐私"。学界调研和访谈发现，很多公民对于生物样本数据库的属性和用途都不甚了解。正如卡森所言，公民素质本质是一种本体论问题，与公民自身的意义危机和归属危机密切相关（Carson，2006）。在生物样本数据库中，公民只有带着目的和认同的参与才能避免"物化"。在同意过程中，参与者理解的程度越高，所给出的同意就越有效。"宽泛同意"并没有让参与者"物化"，对于未来选择范围的限制也不意味着自主性的丧失。

根据不伤害原则和公正原则，参与者在决策前要进行风险—受益分析。基因数据包含个人健康、易患疾病等信息，这些信息的泄露对亲属和

---

① 这四种类型分别为：以目的为趋向的工具理性，以价值为趋向的价值理性，自觉或不自觉遵从风俗、习惯的传统行为，以及行为人受感情和情绪影响的"情绪化"行为。马科斯·韦伯：《经济与社会》（上卷），林荣远译，商务印书馆，1997

子孙带来风险。对于公民而言，基因信息相关的隐私和数据保护之间的关系实质是个人权利和公共利益之间关系，而这种张力的中心就是对信息的管控。与出于"利己动机"的临床治疗不同，参与生物样本数据库的研究是基于参与者的"利他动机"。生物样本数据库参与者将样本捐赠到生物样本数据库，并不能直接获益，但这一行为会推进生物医学事业的发展，帮助未来罹患相同疾病的公民恢复健康。

宽泛同意如何形塑公民个体，在这里笔者想借鉴乌娜·克里根（Corrigan，2004）的方式，使用福柯的"治理术"，来探讨参与者作为特定主体在知情同意中的角色。在 19 世纪和 20 世纪初的人体试验中，受试者在研究中是被动的、被消费的，而《纽伦堡法典》颁布之后，受试者变成受到伦理法典以及伦理委员会保护的主动个体，是"被赋予权力的公民，在提供其充分、完整的知识以后，能够做出自由、知情、理性和道德的选择，为他们自己的行动负责。"（Corrigan，2004）正如克里根所说，公民是新自由主义治理的代表，通过规范化的选择来管控自我（Rose，1992）。

结论三：公民需要具有"家国一体"的责任意识，"积极的""主动的"参与到生物样本数据库中；同时生物样本数据库需要保护公民隐私，处理好与商业资本的关系，这样才能保证公民对生物样本数据库的持续信任。

公民需要具有"家国一体"的责任意识，因为生物样本数据库对本国遗传资源的保护、国家安全、生物医药产业发展等有重要意义。生物样本数据库的发展给国家带来全新的风险，造成了新的社会不平等，这些不平等集中表现在风险地位和国家发展水平交叠的地方。发达国家试图获取发展中国家的基因数据进行研究，在此基础上制造药物，使得发展中国家对其更加依赖，对于本国安全产生不利影响，最终损害公民自身利益。因而，从宏观层面来说，公民积极参与生物样本数据库，是一种"必要的善"，只要条件允许，公民应当积极参与到其中。而这种参与，是在倡导通过诚意和理性的对话基础上进行的。从个体层面来说，公民应当具有自主决策是否参与的权利。这种自主权利不应当受到来自外界复杂和更高层面主体（研究者、数据库管理者、企业、政府）的干预。复杂和更高层面的主体，应当在尊重个体自主决策权利的基础上，辅助其做出决策，这也是对人之为人存在的一种尊重。

生物样本数据库价值合理性与参与者的实践观、知识观以及伦理价值有密切关系。韦伯断言，只有同时遵行工具理性和价值理性，才是有"从事政治之使命的人"。伴随着祛魅的过程，公民通过一种"自主"的价值领域，按照自己的意志去行动和选择。蒂里希在《存在的勇气》中将人的存在分为了两种方式，一种是作为一种独立的、不可替代、不可重复的、自由的自我而存在；另外一种是通过参与世界的行为而存在，即作为世界的一部分而存在（Tillich，1952）。前者则肯定"自我"本身的价值和意义。而后者中的"这个世界"可以是国家、天命、自然、道等，这种意义上的"自我"具有集体主义意味。公民通过参与大数据研究，推进"共同利益"，从而使自身存在的意义和价值得到升华。"生命的真谛，从自我找寻是徒劳无功的，应当去广阔的世界找寻，因为世界是开放的体系。"（Frankl & Viktor，1992）

自主性是知情同意过程中的先决条件。但这也依赖于生物样本数据库作为一种共同利益的道德秩序。如果健康医疗大数据研究违反道德秩序，例如成为企业牟利的工具，则违背了共同利益的本质，个体参与意愿随之降低。与生物样本数据库发展相比，有关数据和样本使用的法律和道德规范相对滞后，并常常沦为一纸空文。尤其是发达国家在使用发展中国家公民数据时，由于发展中国家公民缺乏风险意识，在出现隐私泄露情况的时候，研究者可以将责任推卸给参与者文化上的无知。2000年《华盛顿邮报》刊载的一篇文章曝光哈佛大学公共卫生学院徐博士从安徽农村窃取DNA运回美国从事研究的行为。但中国科技部、美国国立卫生研究院的伦理审查结果却表明徐博士没有违背知情同意原则，因为当时中国并没有相关伦理法规和条例。

生物样本数据库本身是一种社会善，公民参与到生物样本数据库的研究基于的是有利原则，但这种利不是公民个体得利，而是对于整个社会"有利"。因而，对于个体来说，参与到生物样本数据库中并不是一种义务，是一种自主的选择。如果个体选择不参与到生物样本数据库，也不应当受到谴责。生物样本数据库中宽泛同意的首要义务，就是确保主体真正的自主性和自发性。参与者主动参与生物样本数据库决策，与研究者协商，决策结果与公民意愿相连，那么生物样本数据库就可以实现个体利益与共同利益的统一。

公民参与生物样本数据库这种"共同利益"以个体的自主性为依据。在此过程中，需要保证个体选择的自由以及身体的高贵，正如约纳斯所说，"局外人在服务于进步时被医学领域的献身意识所召唤和接受"。制度和生命科学技术改变了人们对生命意义的理解。学术惟有作为经验知识，方有成果可言（Frankfurt，1980）。韦伯设想出一个学术共同管理的社会（Mitbestimmt），虽然这种社会可能会变成"不好的乌托邦"（Eine Schlechte Utopie），但是我们仍然不可否认每个行动者的价值。汉斯·约纳斯在《技术、医学与伦理学》一书中所说，人们如何履行强大责任，尚不得而知，处于摸索之中。这种责任是无法抗拒的科学—技术进步既强加给其承担者又强加给享受进步或忍受进步的大众的……面对其危险的严酷白昼，重新学会恐惧与战栗，给人们希望：我们自愿担负起责任的限制，并且不允许我们如此生成的权力最终战胜我们自己（或者我们的后代）。（约纳斯，2008）对于生物样本数据库而言，"社会福祉"是其出发点，但社会是一种抽象物，参与者自愿参与到大数据研究，这种自愿是一种对"社会福祉"的赞同。这种赞同超出社会和法律的维度，是一种道德上对于参与的绝对自愿。公民通过参与健康医疗大数据研究，实现价值重塑，可以骄傲的说：

　　"这，就是我的立场。"

参考文献

一　著作

（一）中文著作

丁煌：《西方行政学理论概要》，中国人民大学出版社 2011 年版。

段伟文：《信息文明的伦理基础》，上海人民出版社 2020 年版。

郜恒骏主编：《中国生物样本库——理论与实践》，科学出版社 2017 年版。

季加孚主编：《生物样本库的能力建设与最佳实践》，科学出版社 2013 年版。

（宋）寇宗奭：《本草衍义·本草衍句合集》，山西科学技术出版社 2012 年版。

李伦主编：《人工智能与大数据伦理》，科学出版社 2018 年版。

李伦主编：《数据伦理和算法伦理》，科学出版社 2019 年版。

王晓民等编：《临床生物样本库的探索与实践》，上海交通大学出版社 2017 年版。

伍春艳：《人类遗传研究活动中的知情同意》，法律出版社 2016 年版。

肖峰：《卢梭传》，河北人民出版社 1997 年版。

徐宗良、刘学礼、瞿晓敏：《生命伦理学：理论与实践探索》，上海人民出版社 2002 年版。

张春美：《基因技术之伦理研究》，人民出版社 2013 年版。

张新庆：《基因治疗之伦理审视》，中国社会科学出版社 2014 年版。

朱伟：《生命伦理中的知情同意》，复旦大学出版社 2008 年版。

（二）译著

［法］埃德加·莫兰：《复杂思想：自觉的科学》，陈一壮译，北京大学出版社 2001 年版。

［法］埃马纽埃尔·列纳维斯：《从存在到存在者》，吴蕙仪译，江苏教育出版社 2006 年版。

［美］汤姆·比彻姆、詹姆士·邱卓思：《生命医学伦理原则》，李伦等译，北京大学出版社 2014 年版。

［波兰］彼得·什托姆普卡：《信任》，程胜利等译，中华书局 2005 年版。

［美］H. T. 恩格尔哈特：《生命伦理学基础》，范瑞平译，北京大学出版社 2006 年版。

［德］库尔特·拜尔茨：《基因伦理学》，马怀琪译，华夏出版社 2000 年版。

［德］伊曼努尔·康德：《道德形而上学原理》，苗力田译，上海人民出版社 2005 年版。

［美］罗纳德·德沃金：《认真对待权利》，信春鹰、吴玉章译，中国大百科全书出版社 1998 年版。

［美］劳拉·麦德森：《大数据医疗：医院与健康产业的颠覆性变革》，康宁等译，人民邮电出版社 2018 年版。

［美］约翰·罗尔斯：《政治自由主义》，万俊人译，译林出版社 2000 年版。

［德］马克斯·韦伯：《儒教与道教》，洪天福译，商务印书馆 1995 年版。

［美］托马斯·库恩：《科学革命的结构》，金吾伦，胡新和译，北京大学出版社 2004 年版。

［德］马克思、恩格斯：《马克思恩格斯全集第 1 卷》，中共中央马克思恩格斯列宁斯大林著作编译局，人民出版社 1956 年版。

［德］马库斯·杜威尔：《生命伦理学：方法、理论和领域》，李建军、袁明敏译，社会科学文献出版社 2017 年版。

［美］维克托·舍恩伯格、肯尼斯·库克耶：《大数据时代——生活、工作与思维的大变革》，周涛译，浙江人民出版社 2013 年版。

［德］乌尔里希·贝克：《风险社会》，何博闻译，译林出版社 2004 年版。

［德］汉斯·约纳斯：《技术、医学与伦理学》，张荣译，上海译文出版社 2008 年版。

二　期刊文献

蔡美玉、陈佩、王剑萍等：《关于上海市公立医院生物样本库的伦理管理现状的分析》，《中国医学伦理学》2016 年第 2 期。

蔡美玉、王剑萍、奚益群等：《关于上海市公立医院生物样本库相关知情同意书的评价分析》，《中国医学伦理学》2015 年第 28 期。

陈代波：《大数据时代与儒家伦理的复兴》，《周易研究》2014 年第 4 期。

陈凡、蔡振东：《区块链技术社会化的信任建构与社会调适》，《科学学研究》2020 年第 38 期。

陈化、葛行路、丛亚丽：《涉及人的健康相关研究国际伦理准则》，《医学与哲学》2019 年第 18 期。

陈剑：《生物样本库的商业化中知情同意问题探究》，《中国外资》2014 年第 4 期。

陈鹏：《公民权社会学的先声——读 TH 马歇尔〈公民权与社会阶级〉》，《社会学研究》，2008 年第 4 期。

陈仕伟、黄欣荣：《大数据时代隐私保护的伦理治理》，《学术界》2016 年第 1 期。

陈晓云、王思洁、高洁等：《样本库受试者隐私保护管理的现状分析》，《中国医学伦理学》2017 年第 1 期。

丛亚丽：《医学伦理学和生命伦理学学科定位再探析》，《医学与哲学》2020 年第 19 期。

崔国斌、郑成思：《基因技术的专利保护与利益分享》，《知识产权文丛》，2000 年第 3 期。

单芳等：《生物样本库研究的隐私保护问题及伦理反思》，《中国卫生事业管理》2020 年第 1 期。

董尔丹、胡海、俞文华：《生物样本库是生物医学研究的重要基础》，《中国科学：生命科学》2015 年第 4 期。

范瑞平等：《关于生命伦理学四原则理论的新讨论》，《中国医学伦理学》2021 年第 4 期。

高莹、杨建、王舒：《生物样本库的发展现状》，《转化医学杂志》2015 年第 4 期。

郜恒骏等:《生物样本库发展的现状、机遇与挑战》,《协和医学杂志》
2018 年第 2 期。

何萍、黄思语:《新疆某三级甲等综合医院患者知情同意权的现况调查》,
《中国病案》2016 年 第 3 期。

何炜、胡正浩、杨丽静:《基于卫生信息平台的电子健康档案信息系统建
设模式和成效探讨》,《医学信息学杂志》2013 年第 9 期。

胡春民:《大数据伦理之争》,《中国经济和信息化》2014 年第 14 期。

胡海明、翟晓梅:《论生物识别技术应用的身体信息化》,《中国医学伦理
学》2018 年第 4 期。

黄清华:《生物样本所有权及相关法律争议的处理与启示——以美国司法
实践为例》,《医学与哲学 (A)》2017 年第 2 期。

黄欣荣:《大数据技术的伦理反思》,《新疆师范大学学报》(哲学社会科
学版) 2015 年第 3 期。

黄旭、汪秀琴、赵俊:《生物样本库的伦理监管与知情同意探讨》,《中国
医学伦理学》2018 年第 1 期。

姜柏生、郑逸飞:《人体生物医学研究知情同意书质量分析——以南京部
分三级甲等医院为例》,《医学与哲学》2013 年第 17 期

蒋兆强等:《国外生物样本库大数据伦理管理的现状及启示》,《医学与哲
学》2021 年第 11 期。

乐晶晶等:《生物样本活库发展现状及伦理问题探讨》,《中国科学:生命
科学》2020 年第 12 期。

雷瑞鹏、冀朋、冯君妍:《我国首部生物样本库伦理指南发布——"2017
年第二届中国生物样本库伦理论坛暨第四届组学与生命伦理学研讨会"
会议综述》,《华中科技大学学报》(社会科学版) 2017 年第 5 期。

雷瑞鹏、邱仁宗:《数据共享是道德律令》,《自然辩证法研究》2018 年第
1 期。

李慧、梁兆晖、曾令烽等:《生物信息库研究中知情同意签署所引起的伦
理学问题探讨》,《世界科学技术——中医药现代化》2013 年第 4 期。

李昆:《临床病例生物样本库建设及其面临的医学伦理问题》,《西南军
医》,2015 年第 6 期。

李伦、孙保学、李波:《大数据信息价值开发的伦理约束:机制框架与中
国聚焦》,《湖南师范大学社会科学学报》2018 年第 1 期。

李晓洁、丛亚丽：《从"谷歌流感趋势"预测谈健康医疗大数据伦理》，《医学与哲学》2019 年第 14 期。

李晓洁、王蒲生：《生命公民刍议：从生物样本库知情同意谈起》，《科学与社会》2018 年 2 期。

刘辉、丛亚丽：《临床医学大数据的伦理问题初探》，《医学与哲学（A）》2016 年第 10 期。

刘闵、翟晓梅、邱仁宗：《生物信息库的知情同意问题》，《中国医学伦理学》，2009 年第 2 期。

刘瑞爽：《GDPR 对我国医学研究伦理审查的启示》，《医学与哲学》2019 年第 3 期。

刘瑞爽等：《关于健康医疗大数据优良实践的伦理共识（第一版）》，《中国医学伦理学》2020 年第 1 期。

刘瑞爽：《论生物样本的人格权局部共有及区分所有权》，《医学与哲学（A）》2017 年第 2 期。

刘瑞爽：《数据权属与规制探讨》，《医学与哲学》2022 年第 1 期。

刘瑞爽：《知情同意与医师告知义务辨析》，《中国医学人文评论》2007 年第 1 期。

刘珊：《大数据时代下隐私问题的伦理思考》，《牡丹江教育学院学报》，2014 年第 7 期。

陆伟华：《大数据时代的信息伦理研究》，《现代情报》，2014 年第 10 期。

孟群、胡建平、屈晓晖等：《从生态系统的角度看移动医疗》，《中国卫生信息管理杂志》2013 年第 6 期。

秦天宝：《论遗传资源获取与惠益分享中的事先知情同意制度》，《现代法学》2008 年第 3 期。

邱仁宗：《国际医学科学组织委员会（CIOMS）关于涉及人类受试者生物医学研究的国际伦理准则》，《中国医学伦理学》2002 年第 4 期。

邱仁宗、黄雯、翟晓梅：《大数据技术的伦理问题》，《科学与社会》2014 年第 1 期。

邱泽奇：《技术化社会治理的异步困境》，《社会科学文摘》2019 年第 2 期。

荣光存、杨芳：《生物样本库建设中的知情同意模式研究》，《齐齐哈尔大学学报》（哲学社会科学版）2017 年第 8 期。

上海市临床研究伦理委员会：《人类生物样本库伦理审查范本》，《医学与哲学》2020 年第 2 期。

盛小平、吴红：《科学数据开放共享活动中不同利益相关者动力分析》，《图书情报工作》2019 年第 17 期。

苏夜阳：《中国生物库伦理管理初探》，《医学与哲学》（人文社会医学版）2011 年第 10 版。

孙溥泉：《王焘及其《外台秘要（一）》，《成都中医学院学报》1980 年第 5 期。

唐熙然：《大数据的伦理问题及其道德哲学——第一届全国赛博伦理学研讨会综述》，《伦理学研究》，2015 年第 2 期。

田海平：《生命医学伦理学如何应对大数据健康革命》，《河北学刊》2018 年第 4 期。

王安其、高树宽、郑雪倩：《北京市 18 家医院手术知情同意书现状调查与分析》，《中国医院》2015 年第 8 期。

王德国：《浅论〈纽伦堡法典〉制定实施的重要意义》，《中国医学伦理学》2005 年第 5 期。

王剑萍、贾偕蝎、唐仲进等：《上海市部分公立医院涉及人体医学研究项目知情同意书的评价》，《中国卫生资源》2010 年第 3 期。

王灵芝、郝明：《医疗大数据的特征及应用中的伦理思考》，《医学与哲学（A）》2017 年第 4 期。

王娜等：《不同人群对生物样本库的认知状况及捐赠意愿调查》，《中华医院管理杂志》2018 年第 11 期。

王延光：《中国的生物信息库和伦理问题》，《中国医学伦理学》2010 第 5 期。

魏依依、丛亚丽：《论精准医学发展中的卫生公平公正问题》，《中华医学杂志》2018 年 18 期。

吴娜、石青辉：《大数据背景下的营销伦理问题研究》，《湖南商学院学报》2015 年第 1 期。

伍春艳、焦洪涛、范建得：《论人类遗传资源立法中的知情同意：现实困惑与变革路径》，《自然辩证法通讯》2016 年第 2 期。

伍春艳、焦洪涛：《论人体生物样本库知识产权权利归属与利益分享制度》，《自然辩证法通讯》2021 年第 7 期。

席月民：《数据安全：数据信托目的及其实现机制》，《法学杂志》2021 年第 9 期。

谢小龙、谭敬礼、梁中骁、梁增文、龚智峰、张法灿：《医疗知情同意书的医疗告知现状调查及评价》，《广西医学》2012 年第 7 期。

徐美轩：《生物大数据下人体基因信息的保护境遇及应对——以生物样本库为切入点》，《科学学研究》2022 年第 6 期。

徐双燕、苏维、欧志梅等：《经由知情同意认知分析成都市公立医院医患关系现状》，《现代临床医学》2010 年第 3 期。

徐志杰、蔡博宇、常富强等：《互联网用户对在线医疗服务的隐私敏感性及安全认知状况的调查与伦理对策》，《中国医学伦理学》2017 第 1 期。

薛孚、陈红兵：《大数据隐私伦理问题探究》，《自然辩证法研究》2015 年第 2 期。

杨成尚：《生物样本库建设过程中的知情同意问题》，《医学与哲学（A）》2017 年第 2 期。

袁菲、周逸萍：《生物样本库隐私保护与责任伦理》，《中国医学伦理学》2021 年第 10 期。

张海洪、熊保权、丛亚丽：《伦理审查质量：以真实世界研究的伦理审查质量改进为例》，《医学与哲学》2021 年第 21 期。

张建楠、李莹莹、顾宴菊、朱烨琳、何前锋：《健康医疗数据共享基本原则探讨》，《中国工程科学》2020 年第 4 期。

张勘等：《上海市公立医院医务人员对生物样本库伦理规范的认知状况分析》，《中国医学伦理学》2016 年第 3 期。

张黎夫：《科技时代的伦理（责任伦理）之困惑》，《湖北社会科学》2004 年第 3 期。

张林等：《湖北省肿瘤医院 3.0 版肿瘤生物样本库的建立与管理》，《中国肿瘤》2021 年第 1 期。

张爽、徐庆华：《生物样本库的现状、发展与思考》，《中国医药生物技术》2020 年第 4 期。

张雪娇、李海燕、龚树生：《国内生物样本库建设现状分析与对策探讨》，《中国医院管理》2013 年第 7 期。

赵励彦、丛亚丽、沈如群：《生物样本库研究的知情同意》，《医学与哲学（A）》2016 年第 3 期。

赵励彦等：《生物样本库的伦理审查》，《中国医学伦理学》2020 年第
　　3 期。

赵励彦、侯宇：《肿瘤患者对生物样本库捐赠的观点》，《医学与哲学
　　（A）》2017 年第 2 期。

赵励彦、刘瑞爽：《生物样本库研究泛化知情同意模板的探讨》，《中国医
　　学伦理学》2019 年第 5 期。

郑小芳：《外科手术患者对手术知情同意书理解现状调查分析》，《中国病
　　案》2014 年第 11 期。

周凤娟、邱琇：《剖析生物样本库建设中的伦理问题》，《中国医学伦理
　　学》第 2014 年第 4 期。

朱珍民：《移动健康感知与健康普适服务技术探讨》，《医学信息学杂志》
　　2012 年第 11 期。

訾明杰等：《泛化知情同意的临床操作及思考》，《中国医学伦理学》2020
　　年第 3 期。

三　其他

陈剑：《生物样本库商业化问题批判》，硕士学位论文，复旦大学，
　　2014 年。

第十三届全国人民代表大会：《中华人民共和国个人信息保护法》http：//
　　www. npc. gov. cn/npc/c30834/202108/a8c4e3672c74491a80b53a172bb753
　　fe. shtml。

房韵青：《生物样本库中个人信息权益保护问题研究》，硕士学位论文，东
　　南大学，2018 年。

冯君妍：《人体生物样本库的伦理问题研究》，博士学位论文，华中科技大
　　学，2021 年。

国家卫生健康委员会：《国家健康医疗大数据标准、安全和服务管理办法
　　（ 试 行 ）》 2018http：//www. nhfpc. gov. cn/guihuaxxs/s10741/201809/
　　758ec2f510c74683b9c4ab4ffbe46557. shtml。

黄娜娜：《医疗云中基于隐私保护的数据共享方案研究》，硕士学位论文，
　　西安电子科技大学，2015 年。

黄雯：《大数据时代信息通信技术应用：伦理管理和政策研究》，硕士学位

论文，北京协和医学院，2014 年。

蒋聪：《生物样本库相关知信行情况的公众调查》，硕士学位论文，上海交通大学，2015 年。

李勇：《生物银行，医学研究新突破?》，《医药经济报》2010 年 10 月 11 日。

唐密：《生物样本库共享理论与实证研究》，博士学位论文，复旦大学，2014 年。

熊思齐：《生物样本库共济问题研究》，硕士学位论文，华中科技大学，2021 年。

薛江莉：《泰州队列生物样本库资源共享管理优化研究》，硕士学位论文，广西师范大学，2019 年。

余佳蔚：《中国人源性生物样本的社会伦理问题及监管模式构建》，硕士学位论文，山东大学，2014 年。

张晓：《建设北京重大疾病临床数据和样本资源库》，《科技日报》，2010 年 2 月。

中国电子学会生物医学电子学分会、中国生物医学工程学会生物医学测量分会、中国生物医学工程学会生物信息与控制分会、中国生物医学工程学会生物医学传感器技术分会：《中国生物医学工程进展——2007 中国生物医学工程联合学术年会论文集（下册）》2007 年版。

宗华：《生命与隐私权之争：美新生儿筛查也需知情同意》，《中国科学报》2015 年 6 月。

四　英文文献

Abdallah D，Upshur Ross E G，Timothy C，"DNA databanks and consent：A suggested policy option involving an authorization model"，*BMC Medical Ethics*，Vol. 4，No. 1，2003.

Adolphs S，Hamilton C，Nerlich B，"The meaning of genetics"，*International Journal of English Studies*，Vol. 3，No. 1，2003.

Akkaoui，Raifa，Xiaojun Hei，and Wenqing Cheng. "EdgeMediChain：a hybrid edge blockchain-based framework for health data exchange"，*IEEE*，*No.* 8，2020.

Aljumah M A, Abolfotouh M A, "Public perception and attitude of saudis toward organ and tissue donation", *Biopreservation & Biobanking*, Vol. 9, No. 1, 2011.

Allen C, Joly Y, Moreno P G, "Data Sharing, Biobanks and Informed Consent: A Research Paradox", *Mcgill Journal of Law & Health*, Vol. 7, No. 1, 2013.

Allen J, Mcnamara B, "Reconsidering the value of consent in biobank research", *Bioethics*, 2011, Vol. 25, No. 3, 2003.

Al-Qadire M M, Hammami M M, Abdulhameed H M, et al, "Saudi views on consenting for research on medical records and leftover tissue samples", *BMC medical ethics*, Vol. 11, No. 1, 2010.

Andrews L B, "The gene patent dilemma: Balancing commercial incentives with health needs", *Hous. J. Health*, No. 2, 2002.

Annas G J, Glantz L H, Roche P A, "Drafting the Genetic Privacy Act: Science, Policy, and Practical Considerations", *Journal of Law Medicine & Ethics*, Vol. 23, No. 4, 2010.

Árnason V. "Coding and consent: moral challenges of the database project in Iceland". *Bioethics*, Vol. 18, No. 1, 2004.

Åsa Kettis-Lindblad, Ring L, Viberth E, et al. "Genetic research and donation of tissue samples to biobanks. What do potential sample donors in the Swedish general public think?" *European Journal of Public Health*, Vol. 16, No. 4, 2006.

Azmi I M, " Bioinformatics and genetic privacy: The impact of the Personal Data Protection Act 2010". *Computer Law & Security Review*, Vol. 27, No. 4, 2011.

Backlar P. "Research Involving Human Biological Materials: Ethical Issues and Policy Guidance". *National Bioethics Advisory Commission Rockville Md*, Vol. 1, August, 1999.

Barry, "Political machines: Governing a technological society". *American Journal of Sociology*, Vol. 108, No. 1, 2001.

Bates B R, Lynch J A, Bevan J L, et al. "Warranted concerns, warranted outlooks: a focus group study of public understandings of genetic research". *Social Science & Medicine*, Vol. 60, No. 2, 2005.

Beck, Ulrich, *The reinvention of politics: Rethinking modernity in the global social order*. John Wiley & Sons, 2018.

Beier, Katharina, et al, "The ethical and legal regulation of human tissue and biobank research in Europe-Proceedings of the Tiss", *EU Project*, Universitätsverlag Göttingen, 2011.

Beskow L M, Burke W, Merz J F, et al. "Informed consent for population-based research involving genetics". *Jama*, Vol. 286, No. 18, 2001.

Bickmore, T. W., Pfeifer, L. M., & Paasche-Orlow, M. K. "Using computer agents to explain medical documents to patients with low health literacy". *Patient Education and Counseling*, Vol. 75, No. 3, 2009.

Bioethics C O, "Informed Consent, Parental Permission, and Assent in Pediatric Practice". Pediatrics, Vol. 96, No. 96, 1995.

Bishop M J. "Informed Consent-Why Are Its Goals Imperfectly Realized?", *Survey of Anesthesiology*, Vol. 302, No. 16, 1980.

Boddington P, *Big Data, Small Talk: Lessons from the Ethical Practices of Interpersonal Communication for the Management of Biomedical Big Data*, Boston: Springer, 2016.

Bodenheimer T S. A Short History of Medical Ethics. *Journal of Public Health Policy*, Vol. 22, No. 2, 2001.

Braddock III C H, Edwards K A, Hasenberg N M, et al. "Informed decision making in outpatient practice: time to get back to basics", *Jama*, Vol. 282, No. 24, 1999.

Brahams D, "Human Genetic Information: the Legal Implications", *Human genetic information: science, law and ethics*. Wiley, New York, 1990.

Burton B, "Proposed genetic database on Tongans opposed", *BMJ*, Vol. 324, No. 7335, 2002.

Campbell L D, Betsou F, Garcia D L, et al, "Development of the ISBER best practices for repositories: collection, storage, retrieval and distribution of biological materials for research", *Biopreservation and biobanking*, Vol. 10, No. 2, 2012.

Cassileth B R, Zupkis R V, Sutton-Smith K, et al., "Informed consent—why are its goals imperfectly realized?" *New England journal of medicine*, Vol. 302, No. 16, 1980.

Caulfield T A, Khopers B M, "Consent, privacy & research biobanks", *Canadian Electronic Library*, 2010.

Caulfield T, Brown R, Meslin E M, "Challenging a well established consent norm: one time consent for biobank research", *Journal of International Biotechnology Law*, Vol. 4, No. 2, 2007.

Caulfield T, Ries N M, Ray P N, et al, "Direct-to-consumer genetic testing: good, bad or benign?" *Clinical Genetics*, Vol. 77, No. 2, 2010.

Caulfield T, Upshur R E G, Daar A. DNA databanks and consent: a suggested policy option involving an authorization model. *BMC medical ethics*, Vol. 4, No. 1, 2003.

Cavoukian A, "*Data mining: Staking a claim on your privacy*", January 1998. http://www. ipc. on. ca/scripts/index. asp? action = 31&P_ ID = 11387.

Cervo, S., Rovina, J., Talamini, R., Perin, T., Canzonieri, V., De Paoli, P., & Steffan, A, "An effective multisource informed consent procedure for research and clinical practice: An observational study of patient understanding and awareness of their roles as research stakeholders in a cancer biobank", *BMC Medical Ethics*, Vol. 10, No. 2, 2013.

Chadwick R, Berg K, "Solidarity and equity: new ethical frameworks for genetic databases". *Nature Reviews Genetics*, Vol. 2, No. 4, 2001.

Coebergh J W, van Veen E B, Vandenbroucke J P, et al, "One-time general consent for research on biological samples: opt out system for patients is optimal and endorsed in many countries", *BMJ*, Vol. 166, No. 14, 2006.

Collins H M, Evans R, "The third wave of science studies: Studies of expertise and experience", *Social studies of science*, Vol. 32, No. 2, 2002.

Corrigan O, Petersen A, "UK Biobank: bioethics as a technology of governance", in Oonagh Corrigan, Alan Petersen eds., *Genetics Molecular Biology & Microbiology*, London: Routledge, 2008.

Corrigan O, Tutton R, "What's in a name? Subjects, volunteers, participants and activists in clinical research", *Clinical Ethics*, Vol. 1, No. 2, 2006.

Council for International Organizations of Medical Sciences, "International ethical guidelines for biomedical research involving human subjects", 2002, https://media. tghn. org/medialibrary/2011/04/CIOMS_International_Ethical_Guidelines_for_Biomedical_Research_Involving_Human_Subjects. pdf.

Crow J F, "DNA on trial: Genetic identification and criminal justice", edited by

Paul R. Billings cold spring harbor laboratory press. *American Journal of Human Genetics*, Vol. 53, No. 5, 1993.

Da Silva, Michael, "Individual and 'national' healthcare rights: Analysing the potential conflicts", Bioethics, Vol. 35, No. 8, 2021.

Daugherty C K, Ratain M J, Minami H, et al., "Study of cohort-specific consent and patient control in phase I cancer trials", *Journal of Clinical Oncology*, Vol. 16, No. 7, 1998.

Davis K, *"Ethics of big data"*, *Oreilly Vlg Gmbh & Co*, Vol. 33, No. 2, 2012.

Delfanti, A., "Is doityourself biology being coopted by institutions?," in Bureaud, A. and Whiteley, L. (eds), *Metalife, Biotechnologies, Synthetic Biology, Alife and the Arts*, Boston: MIT Press, 2014.

"Department of Health and Human Services (DHHS) Modifications to the HIPAA Privacy, Security, Enforcement, and Breach Notification Rules Under the Health Information Technology for Economic and Clinical Health Act and the Genetic Information Nondiscrimination Act"; Other Modifications to the HIPAA Rules, *Federal Register*. 2013 Jan 25; 2013. Available at https://www.federalregister.gov/articles/2013/01/25/2013 – 01073/modifications – to – the – hipaa – privacy – security – enforcement – and – breach – notification – rules – under – the.

Diekema DS, "Conducting ethical research in pediatrics: A brief historical overview and review of pediatric regulations", *Journal of Pediatrics*, Vol. 149, No. 1, 2006.

Doll R, Natowicz M R, Schiffmann R, et al., "Molecular diagnostics for myelin proteolipid protein gene mutations in Pelizaeus-Merzbacher disease", *American journal of human genetics*, Vol. 51, No. 1, 1992.

Don Herzog, *Happy Slaves*, Chicago: University of Chicago Press, 1989.

Dove E S, Knoppers B M, Zawati M H, "An Ethics Safe Harbor for International Genomics Research?", *Genome Medicine*, Vol. 5, No. 11, 2013.

Dove E S, Özdemir V, "What Role for Law, Human Rights, and Bioethics in an Age of Big Data, Consortia Science, and Consortia Ethics? The Importance of Trustworthiness", *Laws*, Vol. 4, No. 3, 2015.

Ducournau P, Strand R, "Trust, Distrust and Co-production: The Relationship Between Research Biobanks and Donors", *The Ethics of Research Biobanking*, Boston: Springer 2009.

Dunham J, Deciding for Others: The Ethics of Surrogate Decision Making, *Library Journal*, Cambridge: Cambridge University Press, 1990.

Edelstein L, Couch H N, "The Hippocratic Oath: Text, Translation, and Interpretation", *Classical Philology*, Vol. 39, 1944.

Einsiedel E, "Whose genes, whose safe, how safe", *Publics' and Professionals' Views of Biobanks*, Ottawa: Canadian Biotechnology Advisory Committee, 2003.

Elger B S, Caplan A L, "Consent and anonymization in research involving biobanks", *EMBO reports*, Vol. 7, No. 7, 2006.

Faden RR, Beauchamp TL, *A history and theory of informed conent*, New York: Oxford University Press, 1986.

Fan Jinli, Shanghai Biobank Network (SBN), *Biopreservation & Biobanking*, Vol. 9, No. 2, 2011.

Fitzpatrick P E, McKenzie K D, Beasley A, et al, "Patients attending tertiary referral urology clinics: willingness to participate in tissue banking", *BJU international*, Vol. 104, No. 2, 2009.

Fletcher J, "Research on Human Subjects: Realities of Patient Consent to Medical Research", *Helvetica Chimica Acta*, Vol. 90, No. 4, 1973.

Franklin S. Ong A, Collier S J. Chapter 4, "Stem Cells R Us: Emergent Life Forms and the Global Biological", Global *Assemblages: Technology, Politics, and Ethics as Anthropological Problems*, Blackwell Publishing Ltd, 2008.

Fried C, "Privacy: A rational context, Computers", *ethics, & society*, Oxford University Press, Inc. , 1990, https: //dl. acm. org/doi/10. 5555/77685. 77822 3.

Giddens A, *Modernity and self-identity: Self and society in the late modern age*, Standford: Stanford University Press, 1991.

Gillon R, "Consent", *British Medical Journal*, Vol. 291, No. 6510, 1985.

Gilroy P, "*Against race: Imagining political culture beyond the color line*", Harvard University Press, 2000.

Goldenberg A J, Hull S C, Botkin J R, et al, "Pediatric biobanks: approaching informed consent for continuing research after children grow up", *Journal of Pediatrics*, Vol. 155, No. 155, 2009.

Goldman, Roberta E., et al, "Rhode Islanders' attitudes towards the development of a statewide genetic biobank", *Personalized Medicine*, Vol. 5, No. 4, 2008.

Gottweis H, Gene therapy and the public: a matter of trust, *Gene Therapy*, Vol. 9, No. 11, 2002.

Grand J S, "The blooding of America: privacy and the DNA dragnet", *Cardozo Law Review*, Vol. 23, No. 6, 2002.

Greenberg B V, Zayatz L V, "Strategies for Measuring Risk in Public Use Micro-data Files", *Statistica Neerlandica*, Vol. 46, No. 1, 2010.

H Vanaken, "eConsent Study Provides Insights to Shape Industry Adoption", [EOBL] http: //www. appliedclinicaltrialsonline. com/econsent-study-provides-insights-shape-industry-adoption.

Haimes E, Whong-Barr M, "Levels and styles of participation in genetic databases", *Genetic databases: Socio-ethical issues in the collection and use of DNA*, London: Routledge, 2004.

Haldeman K M, Cadigan R J, Davis A, et al, "Community Engagement in US Biobanking: Multiplicity of Meaning and Method", *Public Health Genomics*, Vol. 17, No. 2, 2014.

Halse C, "Bio-citizenship: virtue discourses and the birth of the bio-citizen", *Bio-politics & the Obesity Epidemic Governing Bodies*, London: Routledge, 2017.

Hammami M M, Attalah S, Al Qadire M, "Which medical error to disclose to patients and by whom? Public preference and perceptions of norm and current practice", *BMC medical ethics*, Vol. 11, No. 1, 2010.

Hamvas A, Madden K K, Nogee L M, et al, "Informed consent for genetic research", *Archives of Pediatrics & Adolescent Medicine*, Vol. 158, No. 6, 2004.

Hanna Pitkin, *"The Concept of Representaition"*, Berkeley: University of California Press, 1972.

Hannerz U, "Global assemblages: Technology, politics, and ethics as anthropological problems", *American Anthropologist*, Vol. 108, No. 1, 2006.

Hansson M G, Dillner J, Bartram C R, et al, "Should donors be allowed to give broad consent to future biobank research?", *The lancet oncology*, Vol. 7, No. 3, 2006.

Harmon, "Indian Tribe Wins Fight to Limit Research of Its DNA," *New York*

Times, April 21, 2010.

Helgesson G, Dillner J, Carlson J, et al, "Ethical framework for previously collected biobank samples", Nature *Biotechnology*, Vol. 25, No. 9, 2007.

Hey T, Tansley S, Tolle K M, "*The fourth paradigm*: *data-intensive scientific discovery*", Redmond, WA: Microsoft research, 2009.

Hlide Vanaken, "*eConsent Study Provides Insights to Shape Industry Adoption Vanaken*", https://www. appliedclinicaltrialsonline. com/view/econsent – study – provides – insights – shape – industry – adoption, August1, 2016.

Hoeyer K, Olofsson B O, Mjörndal T, et al, "The ethics of research using biobanks: reason to question the importance attributed to informed consent", *Archives of internal medicine*, Vol. 165, No. 1, 2005.

Hoeyer, K, "Science is really needed—That's all I know: Informed consent and the non-verbal practices of collecting blood for genetic research in northern Sweden", *New Genetics and Society*, Vol. 22, No. 3, 2003.

Hoffman S, "Citizen Science: the Law and Ethics of Public Access to Medical Big Data", *Berkeley Technology Law Journal*, Vol. 30, No. 3, 2015.

Hofmann B M, "Bypassing consent for research on biological material", *Nature biotechnology*, Vol. 26, No. 9, 2008.

Hofmann B, "Broadening consent—and diluting ethics?", *Journal of Medical Ethics*, Vol. 35, No. 2, 2009. http://www. appliedclinicaltrialsonline. com/econsent – study – provides – insights – shape – industry – adoption.

Human Genetics Commission, "Public attitudes to human genetic information: People's Panel quantitative study conducted for the Human Genetics Commission", 2001. https://repository. library. georgetown. edu/handle/10822/518055.

Foucault, M, *The history of sexuality*: *An introduction*, *volume I*, Trans. Robert Hurley. New York: Vintage, 1990.

Irma van der Ploeg, "Biometrics and the Body as Information: Normative Issues of the Socio-Technical Coding of the Body' in David Lyon (ed)", *Surveillance as Social Sorting*: *Privacy*, *Risk*, *and Automated Discrimination*, *London*: Routledge, 2002, ch 3; also published in Irma van der Ploeg, *The Machine-Readable Body*: *Essays on Biometrics and the Informatization of the Body* (Shaker, 2005) ch 4.

Jacqueline L, "*Colby: Consent and its Consequesces: Understanding the Moral Significance of Consent and its Importance in Medical Practice and Malpractice Law*", PHD Thesis, University of Colorado at Boulder, 1993.

Jefford M, Moore R, "Improvement of informed consent and the quality of consent documents", *Lancet Oncology*, Vol. 9, No. 5, 2008.

John Kleinig, "The Ethics of Consent", *Canadian Journal of Philosophy*, Vol. 12, No. 1, 1982.

John Locke, *The Second Treatise of Government*, Indianapolis: Bobbs-Merrill Educational Publishing, 1979.

Joly Y, "Open source approaches in biotechnology: utopia revisited", *Me. L. Rev.*, 2007, 59.

Jonas, Hans, *The imperative of responsibility: in search of an ethics for the technological age*, Chicago: University of Chicago Press, 1984.

Jones A J, "Fundamental Principles", *Journal of Higher Education*, Vol. 3, No. 7, 1932.

Jones M, Salter B, "The governance of human genetics: policy discourse and constructions of public trust", *New Genetics and Society*, Vol. 22, No. 1, 2003.

Jurgen Habermas, '*The Scientization of Politics and Public Opinion*' *Toward a Rational Society*, Boston: Beacon Press, 1970.

Juth N, *Genetic Information-Values and Rights*, LAP LAMBERT, Academic Publishing, 2010.

Kalkman, Shona, et al. "Responsible data sharing in international health research: a systematic review of principles and norms", *BMC medical ethics*, Vol. 20, No. 1, 2019.

Kang, Jerry, *Information privacy in cyberspace transactions*, Stan. L. Rev. 50, 1997.

Kang J, Shilton K, Estrin D, et al, "Self-surveillance privacy", *Iowa L. Rev.*, March 02, 2011. https://escholarship.org/content/qt1jk8b2q1/qt1jk8b2q1.pdf.

KAPLAN, BONNIE, "How Should Health Data Be Used?", *Cambridge Quarterly of Healthcare Ethics*, Vol. 25, No. 2, 2016.

Kasperbauer, T. J., et al, "Biobank Participants' Attitudes Toward Data Sharing and Privacy: The Role of Trust in Reducing Perceived Risks", *Journal of Empir-*

ical Research on Human Research Ethics, Vol. 17, No. 1 – 2, 2022.

Karlsen J R, Solbakk J H, Holm S, "Ethical endgames: Broad consent for narrow interests; open consent for closed minds", *Cambridge Quarterly of Healthcare Ethics*, Vol. 20, No. 4, 2011.

Katz J, "The slient world of doctor and patient", NewYork: Free Press, 1984.

Kauffmann F, Cambon-Thomsen A, "Tracing Biological Collections: Between Books and Clinical Trials", *Jama the Journal of the American Medical Association*, Vol. 299, No. 19, 2008.

Kaufman D, Bollinger J, Dvoskin R, et al, "Preferences for opt-in and opt-out enrollment and consent models in biobank research: a national survey of Veterans Administration patients", *Genetics in Medicine Official Journal of the American College of Medical Genetics*, Vol. 14, No. 9, 2012.

Kaye J, "Broad consent-the only option for population genetic databases?" In: Árnason, Gardar; Salvör Nordal; Árnason, Vilhjálmur, eds. *Blood & Data: Ethical, Legal and Social Aspects of Human Genetic Databases.* Reykjavík: University of Iceland Press; 2004.

Kaye J, Whitley E A, Kanellopoulou N, et al, "*Dynamic consent: a solution to a perennial problem?*", BMJ Publishing Group, Vol. 343, Nov 01, 2011.

Kettis-Lindblad Å, Ring L, Viberth E, et al, "Perceptions of potential donors in the Swedish public towards information and consent procedures in relation to use of human tissue samples in biobanks: a population-based study", *Scandinavian Journal of Social Medicine*, Vol. 35, No. 2, 2007.

Kinderlerer J, Dabrock P, Haker H, et al, *Ethics of information and communication technologies*, Germany: Springer Cham, 2012.

Knoppers B M, Abdulrahman M H, Bédard K, "Genomic Databases and International Collaboration", *Kings Law Journal*, Vol. 18, No. 2, 2007.

Kohnen T, Schildmann J, Vollmann J, "Patients' self-determination in 'personalised medicine': The case of whole genome sequencing and tissue banking in oncology", In: Braun M, Dabrock P, editors, *Individualised Medicine "between hype und hope"*, Munster: LIT, 2013.

Kowal E, "Mutating Temporalities: Indigenous Body Parts and the Half-Lives of Postcolonial Technoscience", *Social Studies of Science: An International Review* of Research in the Social Dimensions of Science and Technology, Vol. 43, No. 4, 2013.

Kuhn T S, Hawkins D, "The structure of scientific revolutions", American Journal of Physics, Vol. 31, No. 7, 1963.

Leavitt M O, "Department of Health and Human Services", Disaster Medicine and Public Health Preparedness, Vol. 1, No. 1, 2007.

Lebacqz K, "Genetic Privacy: No Deal for the Poor", Genetics: Issues of social justice, Vol. 33, No. 1, 1998.

Ledford H, "Garage biotech: Life hackers", Vol. 467, No. 7316, Nature News, 2010.

Lemke A A, Wolf W A, Hebertbeirne J, et al, "Public and biobank participant attitudes toward genetic research participation and data sharing", Public Health Genomics, Vol. 13, No. 6, 2010.

Lenk C, Sandor J, Gordijn B, Tamburrini C, "What's wrong with forensic uses of biobanks? The public, the patient and the regulation", In: Lenk C, Sandor J, Gordijn B, eds. Biboank and tissue research, Dordrecht: Springer, 2011.

Levitt M, "Public consultation in bioethics: What's the point of asking the public when they have neither scientific nor ethical expertise?" Health Care Analysis, Vol. 11, No. 1, 2003.

Lewis, Jonathan, and Søren Holm, "Organoid biobanking, autonomy and the limits of consent", Bioethics, Vol 36, No, 7, 2022.

Listed N, "2012 best practices for repositories collection, storage, retrieval, and distribution of biological materials for research international society for biological and environmental repositories", Biopreservation & Biobanking, Vol. 10, No. 2, 2012.

Lowrance W W, "Privacy, confidentiality, and health research", Cambridge: Cambridge University Press, 2012.

Lowrance W W, Collins F S, "Identifiability in Genomic Research", Science, Vol. 317, No. 5838, 2007.

Lubs H A, "Privacy and Genetic Information", Biomedical Ethics and the Law, Bosdon: Springer, 1979.

M. M. Mello and L. E. Wolf, "The Havasupai Indian Tribe Case — Lessons for Research Involving Stored Biologic Samples," New England Journal of Medicine

363，No. 3，2010.

Ma Y, Dai H L, Wang L M, et al, "Consent for Use of Clinical Leftover Biosample: A Survey among Chinese Patients and the General Public", *Plos One*, Vol. 7, No. 4, 2012.

Mail B E, "On the House: Dangers of Self Improvement", *Cros Working Paper*, Vol. 13, No. 2, 2013.

Mairi Levitt, Sue Weldon, "A well placed trust? Public perceptions of the governance of DNA databases", *Critical Public Health*, Vol. 15, No. 4, 2005.

Marshall T H, Bottomore T B, " *Citizenship and social class*", London: Pluto Press, 1992.

Master Z, Nelson E, Murdoch B, et al, "Biobanks, consent and claims of consensus", *Nature Methods*, Vol. 9, No. 9, 2012.

McNally E, Cambon-Thomsen A, Brazell C, et al, "25*Recommendations on the ethical, legal and social implications of genetic testing*", Brussels: European Commission, 2004.

Memarsadeghi N, "Citizen Science", *Computing in Science & Engineering*, Vol. 17, No. 4, 2015.

Milanovic F, Pontille D, Cambon-Thomsen A, "Biobanking and data sharing: a plurality of exchange regimes", *Life Sciences, Society and Policy*, Vol. 3, No. 1, 2007.

Mitcham C, "Co-responsibility for research integrity", *Science and Engineering Ethics*, Vol. 9, No. 2, 2003.

Moore S M, Maffitt D R, Smith K E, et al, "De-identification of Medical Images with Retention of Scientific Research Value", *Radiographics A Review Publication of the Radiological Society of North America Inc*, Vol. 35, No. 3, 2015.

Motulsky A G, "Genetic Aspects of Familial Hypercholesterolemia and Its Diagnosis", *Arteriosclerosis*, Vol. 9, No. 1, 1989.

N. A. Garrison, "Genomic Justice for Native Americans: Impact of the Havasupai Case on Genetic Research", *Science, Technology, & Human Values* , Vol. 38, No. 2, 2013.

National Bioethics Advisory Commission, "*Research involving human biological materials: ethical issues and policy guidance*", Vol. 3, No. 12, 1999.

National Institutes of Health (US), "Guidelines for the conduct of research involving human subjects at the National Institutes of Health US Department of Health and Human Services", *National Institutes of Health*, 1993.

Natowicz M R, Alper J K, Alper J S, "Genetic discrimination and the law", *American Journal of Human Genetics*, Vol. 50, No. 3, 1992.

Nilstun T, Hermerén G, "Human tissue samples and ethics-attitudes of the general public in Sweden to biobank research", *Medicine Health Care & Philosophy*, Vol. 9, No. 1, 2006.

Nir Eyal, "Informed consent", *The standform Encylocpedia of Philosopy*, edited by Edward N. Zalta, Fall 2012.

Nisbet M C, Fahy D, "Bioethics in popular science: evaluating the media impact of The Immortal Life of Henrietta Lacks on the biobank debate", *BMC medical ethics*, Vol. 14, No. 1, 2013.

Novas C, Rose N, "Genetic risk and the birth of the somatic individual", *Economy and society*, Vol. 29, No. 4, 2000.

Giddens A. "Risk and responsibility", Foucault and political reason: Liberalism, neo-liberalism and rationalities of government, Mod. L., Rev. 62, 1996.

Oecd P E, "OECD glossary of statistical terms", *OECD*, 2008.

Office for Human Research Protections, "*ANPRM for Revision to Common Rule*". Available at http://www. hhs. gov/ohrp/humansubjects/anprm2011page. html.

Office for Human Research Protections, "Guidance on Research Involving Coded Private Information or Biological Specimens", Available at http://www. hhs. gov/ohrp/policy/cdebiol. html.

OnoraO' Neil, *Some Limits of Informed Consent*, London: Routledge, 2003.

OnoraO' Neill, "*Autonomy and Trust in Bioethics*", Cambridge: Cambridge University Press, 2002.

Organisation for Economic Co-operation and Development, "OECD guidelines on human biobanks and genetic research databases", 2009.

Otlowski, M, "*Principles and Practice in Biobank Governance*", Ashgate: Surrey Press, 2009.

Parks A, "10 ideas changing the world right now", *Time*, Vol. 173, No. 11, 2009. http://content. time. com/time/specials/packages/article/0, 28804,

1884779_1884782_1884766, 00. html. Accessed 15 Dec 2015.

Paul Martin, "Genetic governance: The risks, oversight and regulation of genetic databases in the UK", *New Genetics and Society*, Vol. 20, No. 2, 2001.

Paul Martin, Jane Kaye, "The use of large biological sample collections in genetics research: Issues for public policy", *New Genetics and Society*, Vol. 19, No. 2, 2000.

Paul Tillich, "*The Courage to Be*", New Haven: Yale University Press, 1952.

Pawlikowski J, Sak J, Marczewski K, "*Biobank research and ethics: the problem of informed consent in Polish biobanks*", Archives of Medical Science, Vol. 7, No. 5, 2011.

Pentz R D, Billot L, Wendler D, "Research on stored biological samples: views of African American and White American cancer patients", *American Journal of Medical Genetics*, Part A, Vol. 140, No. 7, 2006.

Petrila J, "Informed Consent: Legal Theory and Clinical Practice", second edition, *Psychiatric Services*, Vol. 53, No. 4, 2002.

Petrini C, "Between altruism and commercialization: some ethical aspects of blood donation", *Ann Ist Super Sanita*, No. 49, 2013.

Petrini C, "Broad consent, exceptions to consent and the question of using biological samples for research purposes different from the initial collection purpose", Social *Science & Medicine*, Vol. 70, No. 2, 2010.

Petryna A, "*Life exposed: biological citizens after Chernobyl*", Princeton NJ: Princeton University Press, 2013.

Plato Crito, "*The Four Socratic Dialogues of Plato*", Oxford: Clarendon Press, 1903.

Ploug T, Holm S, "Meta consent: a flexible and autonomous way of obtaining informed consent for secondary research", *British Medical Journal*, 2015, 350 (h2146).

Ploug T, Holm S, "Meta consent: a flexible and autonomous way of obtaining informed consent for secondary research", *BMJ*, May 2015.

Potts, J, "At least give the natives glass beads: An examination of the bargain made between Iceland and DeCODE Genetics with implications for global bioprospecting", *Virginia Journal of Law and Technology*, No. 8, 2002.

Prasser F, Kohlmayer F, Kuhn K A, "Efficient and Effective Pruning Strategies for Health Data De-identification", *Medical Informatics & Decision Making*, Vol. 16, No. 1, 2016.

Rabeharisoa V, Michel Callon, "The involvement of patients' associations in research", *International Social Science Journal*, Vol. 54, No. 171, 2002.

Rabinow P, "Artificiality and Enlightenment: From Sociobiology to Biosociality", *Anthropologies of Modernity: Foucault, Governmentality, and Life Politics*, London: Routledge, 2008.

Rabinow P, "The third culture", *History of the human sciences*, Vol. 7, No. 2, 1994.

Rahm A K, Wrenn M, Carroll N M, et al, "Biobanking for research: a survey of patient population attitudes and understanding", *Journal of community genetics*, Vol. 4, No. 4, 2013.

Rayport J F, "What big data needs: A code of ethical practices", *Technology Review*, Retrieved from http://www. Technology review. com/news/424104/ what – big – data – needs – a – code – of – ethical – practices, 2011.

RJ Cadigan, AM Davis, "Deciding Whether to Participate in a Biobank: The Concerns of Healthy Volunteers", *Principles and Practice in Biobank Governance*, Surrey, London: Routledge, 2009.

Robison L L, Mertens A C, Boice J D, et al, "Study design and cohort characteristics of the childhood cancer survivor study: A multi - institutional collaborative project", *Medical & Pediatric Oncology*, Vol. 38, No. 4, 2002.

Robison LL, Mertens AC, Boice JD, Breslow NE, Donaldson SS, Green DM, et al, "Study design and cohort characteristics of the Child-hood Cancer Survivor Study: a multi-institutional collaborative project", *Med Pediatr Oncol*, Vol. 38, No. 4, 2002.

Ronningen KS, Paltiel L, Meltzer HM, Nordhagen R, Lie KK, Hovengen R, et al, "The biobank of the Norwegian Mother and Child Cohort Study: a resource for the next 100 years", *Eur J Epidemiol*, Vol. 21, No. 8, 2006.

Rose J, Rehse O, Röber B, *"The value of our digital identity"*, Boston: Boston Cons, 2012.

Rose N, *"The politics of life itself: Biomedicine, power, and subjectivity in the twen-*

ty-first century", Princeton: Princeton University Press, 2009.

Rose N, Novas C, "*Biological citizenship*", Hoboken: Blackwell Publishing, 2004.

Rosner F, Bennett A J, Cassell E J, et al, "The Ethics of Using Scientific Data Obtained by Immoral Means", *New York State Journal of Medicine*, Vol. 91, No. 2, 1991, 91 (2): 54 –9.

Rosoff A J, "Informed Consent in the Electronic Age", *American Journal of Law & Medicine*, Vol. 25, No. 2 –3, 1999.

Roth, Guenther, and Wolfgang Schluchter, *Max Weber's vision of history: Ethics and methods*, Berkeley: University of California Press, 1979.

Rothstein M A, "*Genetic secrets: protecting privacy and confidentiality in the genetic era*", Newheaven: Yale University Press, 1997.

Rothstein M A, "Improve privacy in research by eliminating informed consent? IOM report misses the mark", The Journal of law, medicine & ethics: a journal of the American Society of Law, Medicine & Ethics, Vol. 37, No. 3, 2009.

Rothwell E, Wong B, Rose N C, et al, "A randomized controlled trial of an electronic informed consent process", *Journal of Empirical Research on Human Research Ethics*, Vol. 9, No. 5, 2014.

Rubin, "Indian Givers", *Phoenix New Times*, May 27, 2004.

Saha K, Hurlbut J B, "Research ethics: Treat donors as partners in biobank research", *Nature*, Vol. 478, No. 7369, 2011.

Sampogna C, "Creation and governance of human genetic research databases", Woodward eds, *Organization for Economic Co-operation and Development*, London: Routledge, 2006.

Scaiano M, Middleton G, Arbuckle L, et al, "A Unified Framework for Evaluating the Risk of Re-identification of Text De-identification tools", *Journal of Biomedical Informatics*, Vol. 63, 2016.

Sheehan M, "Can Broad Consent be Informed Consent?", *Public Health Ethics*, Vol. 4, No. 3, 2011.

Siegler M. Sounding Boards, "Confidentiality in medicine-a decrepit concept", *New England Journal of Medicine*, Vol. 307, No. 24, 1982.

Simmel. G, "Freedom and the individul", in D. Levinc, eds. *Georg Simmel on individuality and forms*, Chicago: University of Chicago Press, 1972.

Simon C M, L'Heureux J, Murray J C, et al, "Active choice but not too active: Public perspectives on biobank consent models", *Genetics in Medicine Official Journal of the American College of Medical Genetics*, Vol. 13, No. 9, 2011.

Simon CM, Klein DW, Schartz HA, "Digitizing consent: The Food and Drug Administration's draft guidance on electronic informed consent", *IRB: Ethics & Human Research*, Vol 38, No. 4, 2016.

Skloot R, *The immortal life of Henrietta Lacks*, Portland: Broadway Books, 2011.

Song R, "Human Genetics: Fabricating the Future (Ethics and Theology)" [Paperback], *Combustion & Flame*, Vol. 34, No. 4, 1979.

Steinsbekk K S, Myskja B K, Solberg B, "Broad consent versus dynamic consent in biobank research: Is passive participation an ethical problem&quest", *European Journal of Human Genetics*, Vol. 21, No. 9, 2013.

Steinsbekk K S, Solberg B, "Biobanks—When is Re-consent necessary?", *Public Health Ethics*, Vol 4, No. 3, 2011.

Stevens H, *"Life out of sequence: a data-driven history of bioinformatics"*, Chicago: University of Chicago Press, 2013.

Stiller C A, "Epidemiology and genetics of childhood cancer", *Oncogene*, Vol. 23, No. 38, 2004.

Stratton-Lake, Philip, "The *right and the good* ", Oxford: Clarendon Press.

Tambor E S, Bernhardt B A, Rodgers J, et al, "Mapping the human genome: an assessment of media coverage and public reaction", *Genetics in Medicine*, Vol. 4, No. 1, 2002.

Tassé A M, Budin-Ljøsne I, Knoppers B M, et al, "Retrospective access to data: the ENGAGE consent experience", *European Journal of Human Genetics*, Vol. 18, No. 7, 2010.

Teare H J, Morrison M, Whitley E A, et al, "Towards 'Engagement 2.0': Insights from a study of dynamic consent with biobank participants", *Lse Research Online Documents on Economics*, Sep 28, 2018.

TH Murray, "Genetic Exceptionalism and Future Diaries: Is Genetic Information Different From Other Medical Information?" Journal of Genetic Counseling, Vol. 34, 1997.

Murray, Thomas H, "Is genetic exceptionalism past its Sell-By date? on genomic diaries, context, and content", The American Journal of Bioethics, Vol. 19, No. 1, 2019.

Thomas Hobbes, "*Leviathan*", Oxford: Basil Blackwell, 1946.

Thomas Percival, "*Medical Ethics*", Huntington, NY: Robert E. Krieger Publishing Company, 1975.

Tomlinson T, "Respecting Donors to Biobank Research", *Hastings Center Report*, Vol. 43, No. 1, 2013.

Tupasela A, Sihvo S, Snell K, et al, "*Attitudes towards biomedical use of tissue sample collections, consent, and biobanks among Finns*", Scandinavian Journal of Public Health, Vol 38, No. 1, 2010.

Tutton R, Corrigan O, Hoeyer K, "Ambiguous gifts. Public anxiety, informed consent and biobanks", In: Tutton R, Corrigan O, eds, *Genetic databases socio-ethical issues in the collection and use of DNA*. London: Taylor & Francis, 2004.

UK Biobank Protocol for the UKBiobank, http://www. ukbiobank. ac. uk.

Underwood J C E, "The impact on histopathology practice of new human tissue legislation in the UK", *Histopathology*, Vol. 49, No. 3, 2006.

US Food and Drug Administration, "*Postmarketing expedited adverse experience reporting for human drug and licensed biological products; increased frequency reports*", Proposed Rule, Federal Register, 1996.

Vassilakopoulou P, Skorve E, Aanestad M, *The Ethics of Biomedical Big Data*, Boston: Springer 2016.

Vassy J L, Lautenbach D M, Mclaughlin H M, et al, The MedSeq Project: a randomized trial of integrating whole genome sequencing into clinical medicine, *Trials*, Vol. 15, No. 1, 2014.

Vermeulen E, Schmidt M K, Aaronson N K, et al, "Obtaining 'fresh' consent for genetic research with biological samples archived 10 years ago", European Journal of Cancer, Vol. 45, No. 7, 2009.

Vermeulen E, Schmidt M K, Aaronson N K, et al, "Opt-out plus, the patients' choice: preferences of cancer patients concerning information and consent regimen for future research with biological samples archived in the context of treatment", *Journal of clinical pathology*, Vol. 62, No. 3, 2009.

Vollmann, J., and Winau, R, Informed consent in human experimentation before the Nuremberg code, *British Medical Journal*, Vol. 313, No. 7070, 1996.

Vos J W, Valster A H, Hepler P K, "Methods for studying cell division in higher plants", *Methods in Cell Biology*, Vol. 61, 1999.

W. D. Ross, "*The Right and the Good*", Oxford: Oxford University Press, 1930.

Wagstaff A, Yip W, Lindelow M, et al, "China's health system and its reform: a review of recent studies", *Health economics*, Vol. 18, No. S2, 2009.

Wahlberg A, Rehmann-Sutter C, Sleeboom-Faulkner M, et al, "From global bio-ethics to ethical governance of biomedical research collaborations", *Social Science & Medicine*, Vol. 98, 2013.

Waldby C, "*The visible human project: Informatic bodies and posthuman medicine*", London: Psychology Press, 2000.

Wang S S, Fridinger F, Sheedy K M, et al, "Public attitudes regarding the donation and storage of blood specimens for genetic research", *Community Genetics*, Vol. 4, No. 1, 2001.

Watson J D, Crick F H C, "The structure of DNA", *Cold Spring Harbor symposia on quantitative biology* ", New York: Cold Spring Harbor Laboratory Press, 1953.

Weber M, Oakes G, *Roscher and Knies: the logical problems of historical economics*, New York: Free Press, 1975.

Weindling P, "The origins of informed consent: the international scientific commission on medical war crimes, and the Nuremberg Code", *Bulletin of the History of Medicine*, Vol. 75, No. 1, 2001.

Weir B S, "DNA on trial: Genetic identification and criminal justice", *American Journal of Human Genetics*, Vol. 53, No. 5, 1993.

Weldon S, "Public Consent" or "Scientific Citizenship", Tutton R, Corrigan 0, eds. *Genetic Databases: Socio-Ethical Issues in the Collection and Use of DNA*. London: London: Routledge, 2004.

Wendler D S, "Assent in pediatric research: theoretical and practical considerations", *Journal of Medical Ethics*, Vol. 32, No. 4, 2006.

Whitley E A, Kanellopoulou N, Kaye J, "Consent and research governance in biobanks: evidence from focus groups with medical researchers", *Public Health*

Genomics, Vol. 15, No. 5, 2012.

Williams G, "Bioethics and Large-scale Biobanking: Individualistic Ethics and Collective Projects", *Genomics Society & Policy*, Vol. 1, No. 2, 2005.

Williams G, Schroeder D, "Human genetic banking: altruism, benefit and consent", *New Genetics and Society*, Vol. 23, No. 1, 2004.

Williams, Hawys, et al, "Dynamic consent: a possible solution to improve patient confidence and trust in how electronic patient records are used in medical research", *JMIR medical informatics*, Vol. 3, No. 1, 2015.

Winickoff, David E., and Richard N. Winickoff. "The charitable trust as a model for genomic biobanks." *New England Journal of Medicin*, Vol. 349, No. 12, 2003.

Wolf S M, "Return of Results in Genomic Biobank Research: Ethics Matters", *Genetics in Medicine Official Journal of the American College of Medical Genetics*, Vol. 15, No. 2, 2013.

Woods, Simon, "Big data governance: solidarity and the patient voice", *The ethics of biomedical Big Data*, New York: Springer Cham, 2016.

Woolley, J. Patrick, "Trust and justice in big data analytics: Bringing the philosophical literature on trust to bear on the ethics of consent", *Philosophy & Technology*, Vol. 32, No. 1, 2019.

World Health Organization, "*International ethical guidelines for biomedical research and experimentation involving human subjects*", Geneva: Switzerland Cioms, 2003.

Wright, Jan, and Valerie Harwood, eds. "*Biopolitics and the'obesity epidemic: governing bodies*", Vol. 3. London: Routledge, 2012.

Yeo, M, *Biobank research, the conflict between privacy and access made explicit*, http://cbac-cccb. ca.

Zika, Eleni, et al, "Biobanks in Europe: prospects for harmonisation and networking", No. JRC57831, *Joint Research Centre (Seville site)*, 2010.

附录一 健康医疗大数据、生物样本数据库及参与者的概念

（一）健康医疗大数据

数据（Data）通常指以数字形式传输或加工处理的实时信息（如测量信息或统计信息），可以用作推理、讨论或计算等步骤的基础（麦德森，2018）。但"大数据"显然不能直接理解为"大信息量"，而是与分析、处理技术密切相关。由于信息量过大，已经超出了传统统计方法能力所及，工程师们必须改进处理数据的工具。正是由于技术的进步，使得人们可以对更大范围、更大数量、更多类别的"无序"数据做出分析，因而，大数据的基础在于数据分析和挖掘技术。

大数据中的"大"可以指：（1）与数据技术分析相关的技术；（2）人们在大规模数据的基础上可以做到的事情。2018年9月13日国家卫建委公布的《国家健康医疗大数据标准、安全和服务管理办法（试行）》）第一条提出健康医疗大数据是"国家重要基础性战略资源"（国家卫生健康委员会，2018）。技术的进步正是大数据之所以成为"战略资源"的原因——人们可以基于这些数据，通过发展技术来获取新的信息，这些信息涵盖了文化、政治、社会、科学等不同方面的内容。正如维克托所说，今天大数据是人们在大规模数据的基础上可以做到的事情，而这些事情在小规模数据的基础上是无法完成的（舍恩伯格，2013）。大数据时代的人类又具备了更大的力量。

本文将"健康医疗大数据"理解为当前驱动分析大数据集的技术，及其"带来复杂性、挑战和新的机遇"。数据集包括在学术上和商业上有价值的健康数据，如临床治疗数据、基因分析数据、生物样本、电子医疗记录等。这些数据集在大数据时代成为"资源"，甚至被比作"石

油"，长期存储于数据库中。与"石油"等资源类似，数据资源的分配存在不均衡性，垄断在小部分机构或个人手中，因而数据发展带来的受益也不均衡。与"石油"等资源相比，数据资源还具有以下特性：（1）数据资源的范围具有局限性，一部分国家和地区公民的数据无法纳入到数据库中，可能无法从数据分析带来的医学进步中受益；（2）数据包涵主体的健康信息，数据泄露会造成数据主体的利益受损；（3）健康医疗大数据具有不确定性，健康医疗大数据面向的是未来的研究，未来哪些研究者将使用这些数据，他们将如何使用这些数据，目前尚且不得而知。

健康医疗大数据作为一种"资源"，在采集、传输、分析等过程中可能存在诸如个体隐私泄露风险与共同善之间的不公平、数据共享中的不公平、发展中国家与发达国际的不公平等。当前健康医疗大数据发展的复杂趋势以及国家对健康医疗大数据的战略性布局共同构成了本研究的总问题来源，即：我们应当如何理解和把握公平的内涵，以应对健康医疗大数据时代面临的各种挑战？

（二）生物样本数据库

生物样本数据库，国外文献统称"Biobank"，是健康医疗大数据研究的载体。健康医疗数据和样本的采集、存储、分析和共享都依赖于生物样本数据库平台，可以说，而在健康医疗大数据时代生物医学研究中产生的伦理问题，本质上就是生物样本数据库研究者、使用者与参与者之间的问题。

生物样本数据库定义目前仍众说纷纭。在过去的十年中，研究者、研究部门、社会组织、政府等先后给出不同定义。OECD（The Organisation for Economic Co-Operation and Development，中文名是"经济合作与发展组织"，简称"经合组织"）认为，生物样本数据库"通常针对某一人群的存储在有序组织系统中生物材料相关数据和信息"；（OECD，2015）国际社会生物与环境储存库（Internaitonal Society for Biological and Environmental Repositories，ISBER）将其定义为接收、储存、加工、废弃所需样本的实体，包括储存地点和与运行相关的所有活动（Campbell & Betsou，2012）；2010 年欧洲委员会（European Commission）在一份科技报告中将生物样本数据库定义为"对研究和个性化医疗有重要意义的生物样本和相关数据有组织的收集。"（Zika & Paci，2010）2009 年的《时代周刊》中，将生物样本数据库定义为组织样本、组织细胞、DNA 和血液的安全港，并被认为是"十大正在改变世界的创意之一"。（Parks，2009）而学术界引用最多的定义是 Kauffmann 和 Cambon-Thomsen 提出的"生物样本数据库是为了一个或多个目的对人类生物材料和相关信息的有组织收集。"（Kauffmann & Cambon-Thomsen，2008）

国内对于生物样本数据库的定义有"用于研究的按照严格技术标准专业化收集、管理、存储和使用的数据库"；（王庆宝，2012）"人体组织样本的收藏，且包含有健康、生活方式和遗传信息"。（李慧等，2013）

表1.3　　　　　　　　　生物样本数据库主要特征

类别	特征
储存方法	收集、处理、长久存储
储存类型	组织、血液、细胞等生物样本及样本数据
参与者信息	通常匿名化处理
可获得性	可通过网络平台实现跨区域共享
法律、伦理事项	知情同意、个人数据安全和保护数据

表1.4　　　　　　　　　生物样本数据库的使用条件和行为主体

参与行为	使用条件	行为主体
制定决策的程序	符合知情同意原则	生物样本数据库管理者、伦理委员会、政府等
样本的赠予	对方的认可	参与者
样本和数据的获取	隐私的保护	生物样本数据库管理者、伦理委员会、法律界人士、政府
未来使用	契约或协议	医药公司、科研人员、法律界、政府

在本研究中，生物样本数据库具有以下五方面含义：

第一，收集和储存组织、血液、细胞等生物样本和生物数据；

第二，研究具有长期性、不可预测性、持续性；

第三，在样本收集时，不仅与当前研究相关，也与未来研究有密切关系；

第四，通过编码和匿名化来确保捐献者的隐私，但在特殊情况下，为了给捐赠者提供相关医疗信息可以重新获取其身份信息；

第五，包括健全的管理机构和规则（例如知情同意），目的是保护捐赠者和纳税人的利益。

进入 21 世纪，伴随生物技术、生物医药、基因组学等领域的发展，人体成为片段化、可探索、可消费的对象，生物技术给人赋予了价值，即"生命价值"（Biovalue）。生命价值是多面的，这些价值建立在生命意义的本身。生物样本数据库将人口特有的基因属性当作可治理的资源，这种资源具有科学、经济、政治等方面的价值。

大型生物样本数据库采集和存储公民的组织和血液样本，并与公民的电子健康档案相结合，对慢性病、流行病、家族遗传性疾病等研究具有重要意义；从经济价值来看，对于本国基因属性的研究可以驱动本国医疗创新，带来广阔市场；从政治价值角度看，由于基因属性与本国高发疾病有密切联系，因而对本国安全具有价值。中国 1998 年发布了《人类遗传资源管理暂行办法》，2011 年发布了《关于加强人类遗传资源保护管理工作的通知》，对涉及人体遗传资源（人类基因组、基因及其产物的器官、组织等）的国际合作使用进行了规定，要求必须按照规定办理程序，避免中国人类遗传资源的流失。生物样本数据库具有多方面的价值，挪威研究理事会将生物样本数据库称之为"金库"，同石油、天然气相提并论。（The Norwegian Research Council，2008）

许多国家都开始建设大型人口生物信息数据库（如表 1.5）。1998 年冰岛政府和 deCODE Geneties 公司签约，将全国 270000 名公民的健康记录建立成统一数据库，并收录了参与者所属家族资料。2002 年 9 月，由政府资助的爱沙尼亚基因基金会开始收集 16 岁以上爱沙尼亚公民的 DNA 样本，并结合健康问卷来收集参与者生活资料，最终期望能建立包含 10000000 公民（全国公民的 3/4）样本的数据库。2004 年成立的英国 UK Biobank，计划收集 40—69 岁的 50 万名参与者血液样本与详细日常生活资料，预计追踪至少 10 年。经过前期研究的各项测试后，于 2006 年正式开展。研究者期望在特定疾病上收集足够的病例数来确认与特定基因的关系。① 新加坡卫生署也建立了一个人体组织网络（Tissue Network）来作为人类组织库并收集完整的个人就诊史。另外，美国哈佛大学计划建立 25000 名属于黑种人特有的生物信息库，希望利用此资料探讨遗传与环境因子导致常见疾病的过程。② 日本生物样本库成立于 2003 年，计划收集 30 万人血液和组织样本，针对常见疾病进行药物遗传学（Phannaeogeneties）的研究。

（三）参与者

生物样本数据库的发展对于科学、社会具有重要意义，作为一种"共同利益"，生物样本数据库数据主要来源于公民的无偿捐赠，因而生物样本数据库的发展也给公民赋予了新的责任和义务，要求公民积极参与到国民健康的管理中。在政府文件、学界文献中，对于提供样本和数据给生物样本数据库的公民，有不同的称谓。例如，爱沙尼亚基因计划的相关法律文件称其为"基因捐赠者"（Estonian Genome Project，2005）；学界很多文献中，称"捐赠者"（Hoeyer 等，2005；Potts 2002）。中国有称"样本提供者"（李昆，2015）、"参与者"、（周凤娟，邱琇，2014）捐赠者（李慧，2013；黄清华，2017）。本研究使用"参与者"一词称样本提供者，因为"捐赠者"有被动意味，并且暗含"所有权"的转移。样本提供者仅负责授权给数据库管理者，对于样本将来的使用问题并没有参与；"参与者"一词，与知情同意中"自主性"相符，表示在样本提供的过程中，公民不仅仅是被动的捐赠者，而是主动地参与到数据库的建设中，在充分知情的情况下提供自己的样本，并且对样本后续的使用问题持续关注。

本研究中，把自愿将组织样本及健康数据捐赠给生物样本数据库的人群及个体称为"参与者"。此处"参与者"预设为"理性人"，其参与到

---

① 英国首先宣布了测序 10 万人基因组的计划，并由"国民健康服务"（National Heh Service）下属的"卫生部门"（Department of He）组织成立了"Genome England"公司，专门用于运行英国 10 万人基因组项目，旨在通过建立透明的基于伦理和科学设计的项目，用基因组学手段使患者获益。

② 2015 年奥巴马在国情咨文中宣布美国推行精准医疗计划；2016 年，美国财政预算计划拨付给 NIH，美国食品药品监督管理局（FDA），美国国家医疗信息技术协调办公室（ONC）等机构共 2.15 亿元用于资助这方面的科学研究、创新发展。其中 NIH1.3 亿。用于百万人群规模的医疗研究，以促进对健康和疾病的认识，同时为形成数据共享机制打下基础，资助 NIC7000 万美元用于肿瘤基因组学的研究，开发更加有效的肿瘤治疗方法，该计划包含的投资将加快在基因组层面对疾病的认识。

生物样本数据库中的行为经过深思熟虑的思考，或出于某种动机，或体现一定意义。这种行为合乎理性，并且能够从责任伦理的维度进行思考。在知情同意过程中，参与者将细胞、血液、数据和个人信息授予生物样本数据库，其中包含对数据库管理者的"信任"，以及对于风险和收益权衡。瓦尔贝格等人提出参与是"信息的提供、样本赠予、制定决策程序和样本未来使用"四要素的结合。（Wahlberg 等，2011）本研究中的"参与者"从获得信息、充分知情，知情同意书的签署和样本的赠予，再到参与伦理委员会审查工作，监督样本未来使用，甚至参与到生物样本数据库的政策制定，始终是"积极的""主动的""极具责任"的角色。

表 1.5　　　　世界大型生物样本数据库范围、标准及数据输入权限

特征	UK Biobank （英国）	CARTaGENE （加拿大）	deCODE （冰岛）	日本生物样本库 （日本）	联合人类组织网络 （美国）
成立时间	2006	2009	1994	1986	1987
类型	政府	政府	企业	政府	政府
样本储存类型	血样 尿液 唾液	参与者健康数据	生物样本数据库 健康数据 生物样本	生物样本数据库	生物样本
数据/样本获取方式		从 RAMQ 文件汇总随机抽取，年龄段在 40—69 岁之间	问卷和医疗记录	不明	合作医院获取
储存样本类型		血液和尿液			
是否知情同意	是	是	否	否	否
知情同意形式	网络	书面	集体知情	无	无
样本储存时间	永久	永久	永久		永久
样本使用目的	研究	慢性疾病治疗 精准医疗	研究	研究	研究

特征	UK Biobank（英国）	CARTaGENE（加拿大）	deCODE（冰岛）	日本生物样本库（日本）	联合人类组织网络（美国）
获取样本人员	外部研究人员	内部研究人员	985 美元可购买	开放	内部研究人员
身份信息	匿名	加密	匿名	匿名	加密
储存年限		50 年			
是否再次同意		是			

附录二　世界大型生物样本数据库知情同意过程分析

在对生物样本数据库知情同意书内容、签署影响因素、代理同意等进行讨论之后，本研究通过对世界大型生物样本数据库网站知情同意签署相关规定整合研究，探讨世界大型生物样本数据库在知情同意书签署过程中所关注的问题以及解决的方法。

世界大型生物样本数据库知情同意相关规定及简介

生物样本数据库名称	同意模式	简介	知情同意相关规定
UK Biobank	泛化同意	为预防、诊断和治疗疾病提供多样化的研究平台	英国生物样本数据库伦理 ＆ 管理框架 v. 3（2007）（http：//www.ukbiobank.ac.uk/wp－content/ uploads/2011/05/ EGF20082.pdf）
CARTaGENE	泛化同意	加拿大蒙特利尔大学的生物样本研究项目	CARTaGENE 同意书地址（http：// svn.obiba.org/onyx/ trunk/onyx－modules/ marble/marble－core/src/test/ java/org/obiba/ onyx/marble/core/service/cag.pdf）

续表

生物样本数据库名称	同意模式	简介	知情同意相关规定
瑞典国家生物样本数据库计划	宽泛同意	瑞典生物样本数据库联盟	知情同意规章制度地址（http://www.biobanks.se/moreoninformation.htm）
美国国家癌症中心生物样本研究办公室	其他或宽泛同意	旨在发展共同的生物样本基础设施，促进癌症研究高质量生物样本共享	生物样本资源使用守则http://biospecimens.cancer.gov/global/pdfs/Revised%20NCI%20 Best%20Practices_public%20comment.pdf
生物样本数据库肿瘤研究中心	宽泛同意	通过开发工具来推进西班牙医院样本库采集、加工和收藏的规范化	样本库伦理相关问题http://www.cnio.es/ing/programas/progTumor06.asp
HUNT2 数据库	宽泛同意	HUNT生物样本数据库是挪威科技大学HUNT研究中心的一部分	同意表单http://www.ntnu.no/hunt/personvern/samtykket/）
代际苏格兰	其他	旨在建立符合伦理规则的家庭和人口基础设施来研究常见复杂疾病基因的生物样本数据库	知情同意表达和参与手册http://www.generationscotland.org/index.php?option=com_content&view=article&id=21:gs-resource& catid=5&Itemid=24#3d
塔尔图大学爱沙尼亚基因中心	宽泛同意	爱沙尼亚基因中心旨在促进和发展基因研究，收集人口健康和遗传信息，并且应用于爱沙尼亚公共健康事业	基因捐赠同意表单http://www.geenivaramu.ee/for-donors/gene-donor-consent-form.html

生物样本数据库名称	同意模式	简介	知情同意相关规定
BrainNet Europe	宽泛同意	汇集欧洲 19 个大脑生物样本数据库，旨在为欧洲神经科学研究提供大脑生物样本数据库	同意表单 http：//www. brainnet－europe. org/ images/content/en/media/D135_Informed _consent. doc
加拿大样本储存联盟	其他	为癌症研究者与省级样本库建立关系网	知情同意政策 http：//www. ctrnet. ca/ down-load/66/e/
日本生物样本数据库	宽泛	收藏人类生物样本，例如 DNA，血液和相关医疗记录旨在发展个体化医疗和精准医学	知情同意参考 http：//biobankjp. org/plan/ elsi－report17. pdf

英国——U. K Biobank

UK. Biobank 筹备于 1999 年 6 月，2004 年预试验中采集第一批血液样本，2005 年开始全面建立生物样本数据库库，是目前全世界最大的生物样本数据库之一。作为大型人口数据库，UK Biobank 的研究者主要是家庭医生。在信息收集过程中，生活方式的数据（吸烟，饮食习惯等），环境因素（家庭与工作）和过往医疗记录都通过问卷的方式获取，志愿者身高，体重，血型等体征也会记录。

UK Biobank 样本研究者主要是家庭医生，从与潜在参与者联系到最后招收以保持参与者自愿性质和尊重文化差异的方式开展。英国生物信息库的管理由曼彻斯特大学负责，由科学委员会提供顾问，还建立了独立的伦理学和管治理事会（Ethics and Governance Council）。

在知情同意过程中，参与者会被告知可能产生的后果，数据储存方式以及隐私保密问题。如果涉及到商业用途，也会提前向参与者说明。参与者可在任何时候退出该项计划，不允许将样本转移给第三方，储存的信息可用于开发新的诊断方法，但不能接触有关受试者个人的信息。UK Biobank 确认参与者有随时收回健康数据和信息的权利。

在隐私保护方面，参与者健康数据可以通过 NHS 电子病历链接获得。数据和样本必须包括可以确定捐赠者身份的代码，以便添加参与者的后续医疗记录。为了参与者信息的保密，生物样本数据库严格控制这些代码的获取，用于研究的数据将采取匿名化的处理方式。

与此同时，英国积极推进就业，医疗方面基因歧视的立法。为了更好的保护数据安全，英国也在迅速推进数据安全立法，2004 年颁布了《人类组织法》，旨在让医生、公民在合理授权和有效同意的前提下，对于样本的安全使用保持信心。（Underwodd，2006）

加拿大——CARTaGENE

加拿大 CARTaGENE 采取宽泛同意模式，"数据和样本将会被用来身体和基因研究，当前无法预测未来 50 年血液和尿液样本的使用方向。他们将会被使用在其他生物医学工程以及有关基因的结构和功能性研究中。"并且只要通过伦理审查委员会或其他权威机构授权的研究计划，就可以使用 CARTaGENE 中的样本，以及政府数据库中的数据。在这种情形下，伦理委员会会衡量由研究者提交的研究计划以及这些研究的科学性。参与者参与过程如下：

> 参与者会收到来自 CARTaGENE 的邮件，7—10 个工作日之后会被 CaG - RAMQ 成员电话联系，并详细解释项目的相关内容。之后通过预约，参与者会有两个半小时的护士交谈，交谈地点会在魁北克地区医疗机构内进行。在会谈开始之后，护士会回答参与者的相关问题，并且要求参与者签署相关的同意表格。表格一式两份，之后同意参加的项目的人会被要求签署知情同意表格。
> 会给参与者提供零食。
> 护士和参与者会共同完成一份关于健康和生活习惯的调查问卷，问卷的三分之一部分由参与者填写，护士随时可以提供帮助，
> 护士会进行身体测量，身高，体重，座高，腰围，臀围，认知能

力，血压，肌肉力量，肺活量，体脂比，骨密度，心电图测量

护士会收集血液样本（大约 7 汤匙）和尿液样本

在参与者的同意下，由 CARTaGENE 委派的代表可能会监督整个过程，并且会遵守保密协议。

同意表格是被存储的唯一包含参与者姓名的文件，参与者通过电子签名授权，并且这份含有签名的知情表格参与者会保留一份，电子版的同意表格会存储在 CaG-RAMQ 服务安全数据库，并且研究者和成员无法接触这份文件。

加拿大 CaG-RAMQ 掌管研究者招募，知情同意书的存储，与参与者重新取得联系以及其他使用个人信息的行为。CaG-RAMQ 有保护信息安全性的法律责任，所有个人信息会根据相关法律和政策文件予以保护。个人信息和同意表格会储存在 CaG-RAMQ 服务中心，然后使用编码的形式传输到 CARTaGENE，CARTaGENE 不会获得任何个人信息，例如姓名，地址和电话号码。个人信息与个人数据和样本会分开处理。CaG-RAMQ 服务中心和 CARTaGENE 会由严格的物理性和编码措施进行保护，特别是涉及到获取的措施，所有的数据和样本在传输到 CARTaGENE 之前都会被编码，在将这些数据和样本提供给研究者使用之前，他们会再次被编码，无论是 CARTaGENE 还是研究者都不能识别参与者的身份。

研究者可以使用收集数据进行定性研究，综合数据是使 CARTaGENE 描述生物样本数据库的内容，例如，综合数据可以表明生物样本数据库中的男女比例，吸烟比例，患有某种疾病的参与者的比例，每个年龄段的比例，这种类型的数据将不会泄露参与者的身份。

参与者完全出于自愿参与 CARTaGENE 项目，不会有直接收益。但是参与者会获得 45 美元的补偿金。参与者可以随时退出 CARTaGENE，如果想退出，参与者与服务中心取得联系，然后填写退出表格，数据和生物样本会销毁，然而，如果数据和样本已经被研究者使用的，不能撤回。参与者的死亡不会导致其退出 CARTaGENE，除非参与者表达出相关愿望。参与者的数据和样本会继续为研究所用。蒙特利尔大学医学院伦理审查委员会负责 CARTaGENE 的伦理审查，伦理审查和监管会由 ministre de la Santé et des Services sociaux du Québec 负责。

日本——The biobank Japan

日本生物样本库（The biobank Japan）成立于 2003 年，是大型的基因数据库，样本库主要有两大指导原则——《基本原则》和《伦理准则》，主要借鉴自《联合国教科文组织人类基因组和人类权利宣言》。

"自主"和"隐私"两大主题贯穿于日本生物样本库的管理中，在知情同意过程中也得到体现。例如："在所有的研究者和受试者关系中都必须使用知情同意""必须采取匿名化来保护参与者个人数据"。对于参与样本的收益问题，规定如下"生物样本捐赠是自愿的，并且没有经济回报。此外，专利权和其他研究获取的经济利益都不属于参与者。"① 从合作医院患者招募②，项目介绍短片通过休息室电视机滚动播放，使得参与者对项目有初步的了解。参与者最先与医生进行接触，然后由一个"医疗协调人"负责整个知情同意的过程。医疗协调人引导参与者到访谈室，然后向参与者详细介绍研究计划和内容，并且借助宣传册和视频来帮助参与者理解。参与者可以自由的提问有关研究项目的问题，以及参与之后会带来哪些后果。在获取参与者的同意之后，会有采血样的过程。整个过程大约耗时 40—50 分钟。

然而，这个过程中也存在隐私泄露的问题，例如在询问室参与者之间仅用窗帘隔开，不能确定交流的内容是否会外泄③虽然在样本库中收集了参与者的病历资料，但是研究者无法获得参与者的生活习惯以及环境等因素，即使是以匿名的形式。如何在最大化推进研究和避免僵化隐私保护体制中做出选择，是日本生物数据库面临的重要问题。

瑞典——瑞典国家生物样本库

瑞典生物样本库管理自从颁布的《瑞典生物样本库法案》趋于规范化，该法案在生物样本库的建立、生物样本的回收和使用、匿名化以及编

① Fundamental Principles, supra note 6, Explanatory Notes, Introduction, 2. Also see the Ethical Guidelines (as amended), supra note 8, Chapter 1 (Basic Ideas) 2 (Scope of Application)

② https://biobankjp.org/english/index.html

③ Report on the Activities of ELSL Committe for 2005 http://biobankjp.org/plan/elsi-report17.pdf

码、样本和数据分配给第三方等问题上有详尽规定。这项法律同时也禁止使用未经知情同意过程的样本，并赋予了参与者随时收回同意的权利（Sverigesriksdag，2002）。此外，瑞典国家健康和福利委员会（The National Board of Health and Welfare）颁布了一系列针对知情同意获得过程的详细规定（Socialstyrelsen，2008）。

　　瑞典国家生物样本库计划由 21 个匿名选举人构成的县委会监管。有些县因为太小，各县之间通常资源共享，并形成 6 个类似于"医疗护理区域"的松散联盟组织，每个医护区都有至少一个中心医院。在医护区的基础上，形成了地区生物样本库中心，每个中心收集的数据都汇总在一起，此外，生物样本库中心还负责向瑞典公民提供生物样本库建设的相关信息（National biobanksrad，2009）。

　　知情同意过程通过两步"退出"（opt out）模式完成：第一步，医生向患者介绍生物样本数据库以及这些样本可能用于研究的方向。其后，医生询问患者是否反对将样本储存到样本库用于生物医学研究（尽管伦理委员会建议此过程需要书面材料说明研究的性质，但很少付诸实践）关于生物样本库的信息通常张贴在候诊室，并且还有专门的网站方便参与者了解更多的内容。患者对于是否愿意参与的回馈会记录在其医疗档案中；第二步，拒绝参与的患者或者希望生物样本在一定范围内使用的患者填写"拒绝书"（瑞典语 Nej-talong），患者可以在其中表明自己的特定要求。拒绝书仅有一页，其中包括简短的介绍文字、项目列表以及选项（参加"否"，参与研究"否"，用于医学教育"否"），最后有签名部分。同样，对于之前给予过同意但是中途想退出的参与者，同样适用此表格（在此之前需要通过邮件向特定工作人员提交申请）。

GWASdb	基因和显型数据 272918 联合	dbSNP, DO, HPO	管理者
Human Genome Variation Database	基因和显型数据 100 个数据库	HGNC, HGVS, dsSNP	用户
Pharmaco Genomics Database	药物基因组学 知识来源	dsSNP, HGNC, Mesh, SNoMED, UMLS	管理者

索 引

后　记

Broad consent 是健康医疗大数据时代生物医学研究的一种新的知情同意方式，对于 Broad 的翻译，考虑过"宽泛"和"泛化"，反复考虑之后，觉得"宽泛"更能体现出在大数据时代，研究目的无法确定的情况下，"宽"但仍然有一定的界限。这也是对于宽泛同意理解的起点，即这种同意模式，虽然对于科研目的，采用了"宽泛"的原则，没有做目的限制，但是，数据主体的自主权仍然处于首要位置。"宽泛"讲求的是一种平衡，是在大数据时代的背景下在不限制科学创新和保护个人权益之间寻找的平衡。

本书是从医学伦理学的视角来探讨宽泛同意问题的，但在阅读了大量的文献和实际去生物样本库调研考察之后，作者认为对于宽泛同意的认识不仅需要理论内容，还需要通过调研去了解参与者对于宽泛同意的态度与观点，于是本书有了一些实证的考察，并且也援引了一些国外实证调研的结果，不管是国内还是国外，公众对于宽泛同意都是一种比较积极的态度。这种积极的态度表明宽泛同意的施行能够得到不同文化公众的认可，但也可能因为公众对于大数据时代基因隐私的重视性不够。本书想表达的就是，宽泛同意并不是"放权"，相反，而是一种更深入的"赋权"，公众通过积极、主动的参与到生物医学研究中，通过"捐赠"自己的样本和数据用于更多的研究，来推动生物医学的发展，从而实现"共同善"，才是在大数据时代的应对之道。

本书的写作不是一蹴而就，而是不断完善，不断思考，不断更新的过程。宽泛同意是否合理，界限在哪里？国内外学界仍然在不断讨论，尤其是《个人信息保护法》颁布之后，对中国科研宽泛同意的使用也带来了新的挑战，本书内容也随着这些变化做出相应的调整和修改。本书的写作内容常看常新，每次阅读都有新的想法和新的思考，总会有感觉不完善的地方，如有缺憾之处，也请各位读者批评和指正。

本书的写作离不开两位恩师——清华大学深圳国际研究生院王蒲生教授和北京大学医学人文学院丛亚丽教授的指导。王蒲生教授指引我走上学术道路，是我前进路上的一盏明灯，学生愚钝，承蒙导师不弃。丛亚丽教授为我展开了更大、更宽广的舞台，也帮助我夯实伦理学的基础，更是细心启蒙和指导我。两位导师的恩德，学生铭记在心。

感谢刘瑞爽教授，让我对《个人信息保护法》有了更加鞭辟入里的认识，法律基础薄弱的我问出无比愚蠢的问题之后，依然能用强大的心脏坚持与我沟通。

感谢我本科、硕士、博士、博士后期间的恩师，谢谢你们教授我学问和为学之道，感谢我的同学和好友们，在发现美食与通往美食的路上，不能没有你们的陪伴！

感谢中国社会科学出版社，给予我充裕的时间把书稿好好打磨和修改。感谢中国社会科学出版社王莎莎编辑，谢谢她的细心和耐心，使本书能够顺利出版。

感谢爱我的人和我爱的人。

第十批《中国社会科学博士后文库》专家推荐表

　　《中国社会科学博士后文库》由中国社会科学院与全国博士后管理委员会共同设立，旨在集中推出选题立意高、成果质量高、真正反映当前我国哲学社会科学领域博士后研究最高学术水准的创新成果，充分发挥哲学社会科学优秀博士后科研成果和优秀博士后人才的引领示范作用，让《文库》著作真正成为时代的符号、学术的示范。

推荐专家姓名	王蒲生	电　　话	
专业技术职务	教授	研究专长	科技伦理
工作单位	清华大学深圳国际研究生院	行政职务	
推荐成果名称	健康医疗大数据时代的泛化同意：道德基础、问题及对策建议		
成果作者姓名	李晓洁		

（对书稿的学术创新、理论价值、现实意义、政治理论倾向及是否具有出版价值等方面做出全面评价，并指出其不足之处）

　　健康医疗大数据的发展对医疗卫生和健康领域具有重要变革意义，本研究在此背景下探讨泛化同意面临的伦理问题，倡导公民积极参与到健康医疗大数据研究中，构建"生命公民"，达到个体利益与共同利益的统一，书稿对于泛化同意的规范和制度建设有理论和现实参照意义，具有出版价值。

签字：

2021 年 3 月 13 日

说明：该推荐表须由具有正高级专业技术职务的同行专家填写，并由推荐人亲自签字，一旦推荐，须承担个人信誉责任。如推荐书稿入选《文库》，推荐专家姓名及推荐意见将印入著作。

第十批《中国社会科学博士后文库》专家推荐表

《中国社会科学博士后文库》由中国社会科学院与全国博士后管理委员会共同设立，旨在集中推出选题立意高、成果质量高、真正反映当前我国哲学社会科学领域博士后研究最高学术水准的创新成果，充分发挥哲学社会科学优秀博士后科研成果和优秀博士后人才的引领示范作用，让《文库》著作真正成为时代的符号、学术的示范。

推荐专家姓名	丛亚丽	电　话	
专业技术职务	教授	研究专长	医学伦理学
工作单位	北京大学医学人文学院	行政职务	医学伦理与法律系主任
推荐成果名称	健康医疗大数据时代的泛化同意：道德基础、问题及对策建议		
成果作者姓名	李晓洁		

（对书稿的学术创新、理论价值、现实意义、政治理论倾向及是否具有出版价值等方面做出全面评价，并指出其不足之处）

　　《健康医疗大数据时代的泛化同意：道德基础、问题及对策建议》书稿是李晓洁同学在博士后工作期间，在深入参与"健康医疗大数据伦理和法律课题组"工作的基础上，对其博士论文进行了深入系统的修改。博士论文涉及的样本库问题从广义上看也是健康医疗大数据研究中的一个重要部分，而其中的泛化同意逐渐成为应用最广泛的同意模式。本书稿探讨了泛化同意的道德基础、问题以及中国文化语境中的政策建议，对于健康医疗大数据时代生物医学研究泛化同意的管理机制和伦理审查具有一定的理论价值和现实意义。

　　本书议题多涉及国际合作和数据共享等问题，作者坚持正确的政治方向，对如何能促进科研，同时不使国家利益受损，作者进行了的思考。如果说还有不足之处，那么在国际合作方面还可以挖掘更多的挑战，同时结合我国的人类遗传资源管理的新规范，为我国的遗传健康数据的研究和应用，提出进一步建议。

签字：

2021 年 3 月 13 日

说明：该推荐表须由具有正高级专业技术职务的同行专家填写，并由推荐人亲自签字，一旦推荐，须承担个人信誉责任。如推荐书稿入选《文库》，推荐专家姓名及推荐意见将印入著作。